Geschichte
der
Verbreitung der Cholera
und
ihrer Verheerungen
in
Asien, Afrika und Europa
vom
Jahre 1817 bis zum Ende des Jahres 1831.

Von

C. v. Rau.

Mit einer Karte.

Aus dem Archiv für medizinische Erfahrung besonders abgedruckt.

Berlin, 1832.
Bei G. Reimer.

Die Asiatische Cholera ist, so lange Europäer in den tropischen Ländern leben, als eine für Eingeborne und Ausländer gleich furchtbare Plage bekannt. In Ostindien und den benachbarten Ländern ist sie am häufigsten, und hat sich, namentlich in Indien, theils unter den gefährlichsten Zufällen, theils mit geringerer Bösartigkeit, bald mehr, bald weniger allgemein verbreitet. Dieses Land, und namentlich der sumpfige Landstrich zwischen dem Ganges und Euphrat, und an den Küsten, ist der Boden, auf welchem sich die jetzt herrschende Cholera aus klimatischen Einflüssen, eben so, wie das gelbe Fieber in den westindischen Küstenlanden, entwickelt hat. Dort kommt auch die Asiatische Cholera schon seit Jahrhunderten vor. Vom Jahre 1347 bis 1349 soll diese Krankheit sich von Indien über Egypten, Nubien und Abyssinien ausgedehnt haben. Eben so hat sie sich im Jahre 1631, von Indien aus, über die Provinzen Ghazna, Khorosan, Dgiordgian, Dgebal bis Syrien verbreitet. In spätern Jahren kommt die Krankheit 1756 bis 1757 in einem bei Arkot versammelten Englischen Heere, 1781 bis 1782 in der zu Vertreibung der Engländer aus Pondichery bestimmten Französischen Armee, 1813 in mehrern Englischen Factoreien und

Garnisonen in Indien vor, und äusserte sich auch unter den Englischen Truppen jedesmal, wenn sie in gewissen Bezirken campirten. Besonders soll sie von je her in Travancore einheimisch gewesen sein. Im Jahre 1817 erhob sie sich wieder in Bengalen, und dehnte sich seit dieser Zeit, indem sie auf ihrem Zuge Millionen Menschen tödtete, östlich bis zu den Molucken-Inseln, südlich bis zur Insel Reunion, westlich bis ans Mittelländische Meer und nordwestlich bis nach England aus.

Die Englischen Aerzte gaben dieser Krankheit seit ihrem jetzigen Erscheinen in Indien, wegen ihrer Aehnlichkeit mit der von *Sydenham* unter dieser Benennung beschriebenen Epidemie von 1669 bis 1672 in England, den Namen Cholera-morbus.

Die Krankheit hat seit ihrem letzten Ausbruch, sowohl in Asien, als auch in Europa, zu allen Jahreszeiten, bei den verschiedensten Graden der Temperatur, bei 30 Grad Kälte und bei der brennenden Hitze Indiens, in Thälern, auf Gebirgen (hier zuweilen weniger heftig), an den Küsten, auf den Inseln, bei den verschiedensten Windzügen, mit gleicher Heftigkeit geherrscht, und verbreitete sich selbst dem Luftstrom der mehrere Wochen lang anhaltend wehenden Passatwinde, gerade entgegen. Nicht immer ist sie der Richtung vom Süd-Ost nach Nord-West gefolgt, sondern schlug nicht selten ganz entgegengesetzte Wege ein, indem sie immer den grossen Flüssen und Strassen folgte, auf welchem der Handelsverkehr am lebhaftesten ist.

Nachdem bereits seit dem Jahre 1815 in Indien, wo sonst die Jahreszeiten sich in der regelmässigsten Folge ablösten, die Witterung einen ganz ungewöhnlichen Gang angenommen hatte, indem äusserst heftige Regengüsse in der trockenen Jahreszeit, neblichtes, unangenehmes Wetter während der kalten und anhaltende Dürre in der Regenzeit Statt fand, so zeigte sich auch eine ungewöhnliche Zahl gallichter Fieber, und die Summe der Todesfalle stieg um so beträchtlicher, als vom Ende Januar 1817 bis zur Mitte März, also zu einer ganz ungewöhnlichen Zeit, eine beträchtliche Menge Regen fiel, welcher den Boden in niedrigen Gegenden überschwemmte, und die Sonne nun auf das stockende Wasser einwirken liess, wodurch die Luft mit schädlichen Ausdünstungen erfüllt wurde.

Die ersten Krankheitsfälle an der Cholera morbus erschienen nach dem amtlichen Berichte des Bengalischen Gesundheitsraths, nicht, wie gewöhnlich angegeben wird, in der Präsidentschaft Calcutta zuerst im Jahre

1817

zu Jessore, sondern im Monat Mai dieses Jahres, in Noddea. Im Juli erschien die Krankheit in Behar, Patna und Sonergong, von wo sie sich im August nach Jessore, Bygonbarry, Dacca, Silhet, Islomabad, Radschaky, Boglipoor und Monghir verbreitete. Im Bezirk von Jessore starben, ungeachtet die Einwohner nach allen Seiten flohen, in wenig Wochen 6000, und in den ersten zwei Monaten 10000 Menschen. Die Krankheit dehnte sich nun längs der beiden Ufer des Ganges, von einem Bezirk zum andern, aus, und in drei bis vier Wochen waren wenig irgend beträchtliche Städte und Dörfer, zwischen Silhet und Cuttak und von der Mündung des Ganges bis zu dessen

Vereinigung mit dem Jumna, ganz von derselben verschont geblieben *),

Manche Orte litten beträchtlich, und im Gangesdelta, war die Bevölkerung sichtlich vermindert. Am 7ten, nach andern am 9ten November, erreichte die Cholera die damals in der Gegend von Dschubbulpur, am rechten Ufer des Betwa, unter dem Befehl des Marquis *Hasting* stehende Division des Centrums, der Brittisch-Indischen Armee. Diese bestand zwar nur aus 10,000 Soldaten, aber nach der Weise in Indien waren auf jeden Fechtenden 8 bis 10 Eingeborne zu rechnen, so dass sich die Zahl der letztern auf mehr als 80,000 Menschen belief. Das Uebel machte hier reissende Fortschritte, und die Kranken waren so zahlreich, dass die Aerzte, obgleich Tag und Nacht auf ihrem Posten, nicht länger im Stande waren, ihnen zu Hülfe zu kommen.

So plötzlich das Erkranken allgemein wurde, eben so schnell liess es auch am 19. November wieder nach, als das Heer über den Fluss Betwa setzte und eine hochgelegene Stellung einnahm. Auf seinem Marsche bedeckte es alle Wege mit Todten und Sterbenden, welche entweder umgefallen, oder von einem dringenden Bedurfnisse genöthigt, die Krankenwagen verlassen hatten, die sie nun nicht wieder zu besteigen vermochten. Man schätzt den Verlust

*) Die vorzüglichsten Orte, welche ausser den bereits genannten, in der Präsidentschaft Calcutta befallen wurden, sind: Nuserabad, Dinapore, Chittagong, Calcutta, Nuraingunge, Kishnagur, Poornea, Dinagepore, Balassore, Burrissaul, Burdwan, Rungpore, Malda, Chupra, Moozufferpore, Buxar, Chazeepoore, Jaggrenah, Benares, Tirhot, Morshedabad und Sheergur.

durch Todte und Flüchtlinge innerhalb dieser zehn Tage, auf 20 bis 25,000 Menschen; nach der Angabe betrug de Zahl der Gestorbenen, von den Europäern bei 3500 Kranken, 230; von 8000 erkrankten Eingebornen 534. Besonders erlagen der Krankheit zuerst solche, de einzig von Vegetabilien lebten, doch schien sie Frauen und Kinder zu verschonen.

In Calcutta, der Hauptstadt des ganzen Englischen Osindiens, mit einer Million Einwohnern, erschien die Cholera früh im August, und stieg schon in diesem Monate unter den Hindus zu einer beunruhigenden Höhe, ergriff aber erst zu Anfang Septembers die Europaer.

Nach den, über den ersten Ausbruch der Cholera eingesammelten Nachrichten, wurden bis zum Schlusse des Jahres 1817 in Calcutta und den Vorstadten 35,736 Personen von der Krankheit befallen, von welchen 2300 oder 1 auf 15 starben. Allein die Schnelligkeit der Anfalle, die Entfernung, die Abneigung der Hindus vor der Europäischen Arzneikunde, und der abergläubische Wunsch, den Verlauf der Krankheit, von der sie befallen waren, in der Nahe eines geheiligten Ortes abzuwarten, waren Ursache, dass Tausende von Individuen starben, ohne Hulfe zu suchen, und folglich ohne dass ihr Tod nachgewiesen werden konnte.

In der Stadt Silhet, von wo die Nachrichten glaubwürdig sind, wurden in 5 Monaten in 3316 Hausern, welche beiläufig 18,896 Bewohner enthielten, 10,000 derselben von der Cholera befallen, von denen 1197, oder auf 11 Kranke Einer starben.

Weniger verheerend war die Krankheit in Patna mit 312,000 Einwohnern, wo sie in 3 Monaten nur 1539 Menschen wegraffte.

1 8 1 8.

In Calcutta, wo die Cholera auch während des Winters fortgedauert und bedeutend zugenommen hatte, stieg sie vom Januar bis Ende Mai 1818 so, dass wöchentlich 200 Menschen daran starben. In den letzten 104 Tagen desselben Jahres betrug die Zahl der Erkrankten 13,920, von welchen jedoch, nach der Versicherung der Aerzte, nur 930 oder 1 auf 14 starben. Nach dem Rapport des Magistrats der Stadt, welcher die Aufsicht uber die Kirchhöfe hatte, waren jedoch in dem laufenden Jahre 5,109 Individuen von der Indischen und Muselmännischen Bevölkerung der Stadt an der Cholera gestorben.

Gleichzeitig herrschte sie im Anfange des Jahres blos am Westufer des Ganges und Jumna, brach aber im März von Neuem mit grosser Heftigkeit in Allahabad, einer Stadt mit 20,000 Einwohnern, am Zusammenflusse der eben benannten beiden Ströme, aus, wo sie von Ende März bis Ende August täglich 30 bis 40 Menschen, in der Stadt und Umgegend aber im Ganzen 10,000 Individuen tödtete. Von hier verbreitete sich die Cholera über mehrere vorher ganz verschont gebliebene Gegenden. Im Bezirk von Gorukpura starben in einem Monate 30,000 Menschen; in der Stadt Benar, mit 580,000 Einwohnern, in zwei Monaten 15,000. Im Bezirk Tirfurt in einer Woche 4000. Auch die andern, an den Zuflüssen des Ganges gelegenen Orte, wurden von der Cholera befallen. Im Juni erhob sie sich in das Gebirge, welches Indien von Nepaul scheidet, und herrschte in den Thälern von Catmandu, Patun und Bhatgun, welche mehr als 4000 Fuss über dem Meere liegen. Unter der 400,000 Menschen betragenden Bevölkerung von Delhi, welche Stadt an den schlammigen Ufern des Jumna liegt, richtete die Krankheit bedeutende Verheerungen an.

In Jeypur, einer südwestlich von Delhi gelegenen Stadt, erschien die Cholera zu Ende August, war aber bei den weiten luftigen Strassen nicht sehr verheerend.

Am 12ten September, als die Cholera dort im Abnehmen war, zeigten sich die ersten Spuren derselben in dem 20 Englische Meilen entfernten Lager, in welchem 15,000 Eingeborne und eine Artillerie-Kompagnie von Europäern standen. Von den letztern erkrankte nur ein Mann. Auch die zwischen der Stadt und dem Lager befindlichen Dörfer blieben ganz frei; überhaupt wurde ausser der Stadt und dem brittischen Lager kein anderer Ort im ganzen Gebirge heimgesucht. Der brittische Resident wohnte in einem Landhause zu Raiputana, von seiner Escorte wurden aber nur die befallen, welche sich vorher unter den Truppen befunden hatten. Der Boden, auf welchem sich das Lager befand, war ziemlich feucht und rings mit hohem Rohr umgeben. Vom 17. September bis 2. October, da die Sterblichkeit aufzuhören schien, waren im Militairspital doch noch 140 Menschen gestorben; es hörte aber die Krankheit eigentlich erst dann auf, als sich das Korps in kleine Haufen aufgelösst hatte, welche sich einzeln auf trockenen Plätzen lagerten. In der Stadt soll die Sterblichkeit noch geringer gewesen sein, doch fehlte es auch nicht an Fällen, dass Einzelne, welche man nicht fur krank gehalten hatte, plötzlich zu Boden stürzten und den Geist aufgaben. Meist gehörten die Erkrankten der Klasse der Aermsten an, welche nicht einmal Reis zu essen bekommen.

Im Distrikt Mymunsingh mit der Distriktsstadt Bygonbarry, nordöstlich von Calcutta, welcher von dem Bramaputra durchströmt wird, grassirte die Cholera auch in diesem Jahre. Nach den Listen der Polizei belief sich die Sterblichkeit seit dem Ausbruch auf 10,714 Menschen. Die Aerzte schatzen sie bei weitem höher. Im Jahre 1817 wurden fast nur die letzten Klassen der Bevölkerung davon befallen, allein in diesem Jahre wurde Niemand verschont; ein Zehntheil der Einwohner unterlag.

Im Distrikt Noddea, den ein Arm des Ganges, Hugly genannt, durchströmt, hatte die Bevölkerung von 1,300,000 Seelen in einem Jahre, seit dem Ausbruch der Cholera 16,500 Individuen an derselben verloren. Man zahlte 25,500 Kranke, von denen also zwei Drittheile starben. Auf 4789, welche Hulfe bekamen, war der Verlust nur 1066, oder weniger als ein Viertheil.

In Nattore, zwischen dem Ganges und Bramaputra, überstieg die Sterblichkeit in 10 Monaten, seit dem Anfang der Krankheit, nicht 1 von 100 der Bevölkerung, aber auf dem Lande unterlag das Viertheil der Kranken. Im Distrikt von Boglipoor tödtete die Cholera in demselben Zeitraum 15,571 Einwohner. Nicht ein Kranker auf hundert entging daselbst dem Tode.

Weniger heftig war sie in Caunpoor, wo es bei einer Bevölkerung von 80,000 Seelen nur 500 Kranke gab, von denen 50 starben. Ebenso in Scharanpoor, wo bei 30,000 Einwohnern nur 250 starben; allein die Cholera erschien daselbst mehrere Male. Ebenso in Agra, welches schrecklich von ihrem Wiederausbruch litt.

Die Cholera verbreitete sich vom Ganges her in diesem Jahre gegen Süden und Südwest über die ganze Halbinsel, täglich 15 bis 20 Englische Meilen zurücklegend. Sie ging über Nagpur, einer Stadt mit fast 100,000 Einwohnern, wo sie am 29. Mai das Lager des Obersten *Adams* erreichte und 4 bis 5 Tage lang heimsuchte, ferner nach Surate und gleichzeitig über Arungabad, Ahmednagur, Seroor, Puna und Panwell, nach dem auf der Insel Salsette gelegenen Bombay, wo sie am 9. oder 10. August erschien. Die meisten auf diesem Wege liegenden Orte wurden von der Krankheit 2, höchstens 6 Wochen lang heimgesucht. In Panwell hatte sich die Cholera am 6. August gezeigt und ward von dort durch einen Mann, welcher auf einem Boote nach Bombay fuhr, dahin gebracht. Bei einer Bevölkerung von 210,000 Seelen war die Verheerung in diesem Jahre hier nicht so ausserordentlich, wie in den spätern Jahren. Vom 17. bis 31. August, also in einem Zeitraum von 14 Tagen, wurden nur 537 Personen von der Krankheit weggerafft.

In Puna starben täglich 30 bis 40 Individuen; in Seroor in einem Tage 20 Europäer und 200 Eingeborne. In Surate, einer Stadt mit 140,000 Einwohnern, äusserte sich die Krankheit zuerst in einem Gefängniss, in welchem 200 Araber sassen, welche vom Obersten *Mac Dowall* bei Eroberung der Festung Malliogoum zu Gefangenen gemacht waren, und nach Arabien eingeschifft werden sollten. Von hier verbreitete sich die Cholera in die Stadt, hörte jedoch nach zwei Monaten wieder auf.

Auf der Ostkuste der Indischen Halbinsel zeigte sich die Cholera am 30sten März, in der Gegend von Gangam und verbreitete sich von da nach Aska, wo sie zwischen dem 23. April und 16. Mai herrschte; Anfangs Juli erschien sie daselbst auf's Neue und dauerte bis zum November. Den 20. Mai brach sie in Vizinagram aus, wurde daselbst in den ersten Tagen des Juli allgemein, und verschwand im December. In Rajamundry herrschte sie vom 10. Juli bis zum November. In Ellore, wo sich ihre ersten Spuren bei den Einwohnern und einem Indischen Kavallerie-Regiment zeigten, litt besonders die Muselmännische Bevölkerung. Zu Masulipatam befiel sie zuerst die Gefangenen in der Festung und 10 Tage später, den 20. Juli, die Stadt und deren Umgebungen; im October hörte sie auf.

Von hier verbreitete sich die Krankheit über die Districte von Guntoor und Nellore nach Madras, wo sie zwischen dem 5. und 8. October erschien und bis zum 24. allgemein wurde. Nach einem heftigen Sturm an diesem Tage hörte die Cholera auf, allein sie brach bald wieder mit derselben Heftigkeit aus und dauerte bis zum Anfang November, wo sie langsam abnahm.

Die Eingebornen von Madras beschlossen in ihrem Aberglauben, ihre erzürnten Götter, welchen sie dieses Unheil zuschrieben, durch ein Menschenopfer, was seit vielen Jahren nicht Statt gefunden hatte, zu versöhnen. Ein Knabe wurde dazu bestimmt und eine festliche Prozession dabei gehalten.

Von Madras ging die Krankheit längs der Küste von Coromandel bis fast an die äusserste Spitze der Indischen Halbinsel; in Sadras und Pondichery richtete sie bedeutende Verheerungen an.

In ihrem Fortschreiten vom Ganges her gegen Süden rückte die Cholera in zwei fast parallelen Richtungen vor.

In Punderpoor, wo sie den 14. Juli erschien, hatte gerade ein grosses Fest eine Menge Fremder herbeigelockt. Die Sterblichkeit war hier gross, in wenig Tagen kamen über 3000 Menschen um, indem täglich bis zu 350 Personen starben. Ein Augenzeuge sagt, dass nichts den traurigen Anblick übertreffen könne, welche diese Stadt damals darbot. Die Einwohner fielen in den Strassen, wie vom Kartätschenfeuer getroffen. Nach 8 Tagen liess die Krankhei nach. Den 13. August erreichte sie Badamy, Darwar und Hobly in der Nähe der Gebirge. In einem Lager bei Dooab grassirte sie vom 18. August bis 1. September. In Bellary wurden vom 8. bis 17. September blos die Einwohner, dann bis zum Ende des Monats die Truppen befallen; endlich hörte die Krankheit auf, kam im October mit ihrer ganzen Heftigkeit wieder und verschwand erst in den letzten Tagen des Decembers. Von 500 Gefangenen, die in einer Entfernung von 1200 Meters von dem Fort, wo die Krankheit herrschte, eingeschlossen waren, ward nur ein Einziger krank, welcher genass.

Den 6. November brach die Cholera in Seringapatam aus und herrschte einen Monat lang. Den 30. kam sie nach Coimbatore am Fusse des Gates-Gebirges und tödtete daselbst bei einer Bevölkerung von 15,000 Seelen täglich 70 bis 80 Personen. Sie verbreitete sich längs der Ufer des Cavery, wo ihre Verwüstungen im December nachliessen.

Bei diesem Ausbruch bahnte sich die Cholera auch noch einen andern Weg zwischen dem so eben beschriebenen und jenem längs dem östlichen Ufer der Halbinsel. Den 8. Juli wurde die Kavallerie von Mysore in Shawghor am Godaweri, als sie nach Hyderabad marschirte, von der Krankheit ergriffen Shawghor ward zugleich angesteckt, doch es fielen hier weniger Opfer, als in den andern Militairstationen. In Gooty brach die Cholera den 6. October aus und dauerte daselbst bis zum Februar des folgenden Jahres, sie war indessen nicht sehr mörderisch. In ihrem weiteren Fortschreiten in dieser Richtung, kam sie nach Cuddpah, Tripaty, Chitoor und dann südlicher nach Vellore und Arcot, wo die Krankheit im November endigte. In der Mitte desselben Monats erreichte sie die Ufer des Cavery, wo viele Landleute ein Opfer der Krankheit wurden. In den Städten Sankeridroog und Salem wüthete sie im November und December. Die Bergbewohner in der Nahe der letzten Stadt sperrten jede Communication mit dem Thale, wo die Cholera herrschte ab, und es ist gewiss, dass sie durch diese einzige Maassregel, von der Krankheit verschont blieben.

In Trichinopoly endigte diese Richtungslinie der Cholera, oder sie vereinigte sich vielmehr mit den andern beiden oben angebenen Linien (im Innern und an der Ostküste). In Trichinopoly zeigte sich die Krankheit sogleich nach Ankunft eines Truppenkorps, welches aus dem Norden kam, und auf seinem Marsche zwei Mann durch die Cholera verloren hatte. Von der Stadt aus verbreitete sich die Krankheit in die benachbarten Gegenden, ihre grösste Heftigkeit dauerte 20 Tage.

Nach Hullihal und Soonda kam die Cholera im September und überschritt das Gatesgebirge in mehreren Richtungen, vorzüglich in der nach Mangalore. Im October kam sie nach Calicut, wo die Krankheit Anfangs einen milden Charakter hatte, im December aber bösartiger wurde. In Cochin brach sie den 8. December aus, und in demselben Monate äusserte sich die Cholera bereits auf der Insel Jaffna bei Ceylon.

Wenn man die Ausbrüche der Cholera von 1817 und 1818 betrachte, und die darauf folgenden nicht mitrechne, haben die Englischen Aerzte erklärt, so sei die Sterblichkeit zwar allerdings ungeheuer, aber doch geringer gewesen, als es der Schrecken allgemein glauben machte. Sie stand im Verhältniss mit der Ausdehnung und der Dichtigkeit der Bevölkerung, unter welcher sie grassirte; sie war im Anfange und in der Mitte der Krankheitsperiode viel bedeutender, als gegen das Ende derselben. Sobald Hülfe eintrat, starb selten ein Drittheil der Kranken, und häufig nur ein Fünftheil. Wenn die Kranken aller Hülfe entbehrten, starb im Durchschnitt die Hälfte davon, und bisweilen sogar zwei Dritttheil *).

1 8 1 9.

In Calcutta herrschte die Cholera in diesem Jahre nur gelinde in den Monaten März und April: es starben 469 Personen. Die Krankheit kam auch in das Fort William und an Bord der Schiffe im Ganges. Auf einem derselben, dem Liverpool, ward ein Ball gegeben. Die Hälfte der 50 Theilnehmer bekam die Cholera und 10 davon starben noch in derselben Woche.

Im Distrikt Dacca, zwischen dem Ganges und dem Bramaputra, gegen die Mündung dieser grossen Flüsse zu, waren in 16 Monaten (vom August 1817

*) Ausser den bereits oben genannten Ortschaften von Bedeutung wurden im Jahre 1818 in den verschiedenen Englischen Präsidentschaften Indiens, noch nachbenannte grössere Städte von der Cholera befallen:

1. In der Präsidentschaft Calcutta: Banda, Hutta, Lagargaon, Sangor, Ougein, Nusingha, Putthoorea, Kytah, Mundelah, Jubbulpore, Muhedpoore, Lucknow, Schajehanpore, Etawah, Futtyghur, Coel, Nujufgur, Beethoor, Mutra, Bilsa, Baopal, B.npora, Sultanpore, Fizabad, Oude, Hissar, Panniput, Kurnaul, Tannah, Meerut, Hoschungabad, Mooltay, Gaongong, Sonora und Kotab.

2. In der Präsidentschaft Madras: Chicacole, Nizagapatam, Ongole, Mudnore, Chepauk, Saint-Thomas, Poonamali, Walljabad, Cuddalone, Combaconum, Negapatan, Tanjore, Ramnad, Madura, Palamcotta, Tinevelly, Aurangabad, Jaulnah, Burwar, Hurryghur, Cittedrog, Banghalore, Erroda, Carroor, Cannamore, Tellichery, Warior, Pootoor, Alleppy und Guylon.

3. In der Präsidentschaft Bombay: Salsette, Poonah, Bassem, Bellapore, Bancoote und Callapore.

bis zum Januar 1819) 5354 Kranke, von denen 3767 oder mehr als die Hälfte starben. Am Ganges wüthete die Cholera auch in diesem Jahre heftig.

Moradabad verlor während eines Monats täglich 12 bis 15 Personen; Kurnaul, Bareilly, Almora, Saharunporte waren die Punkte, von denen sich die Cholera zum zweiten Male auf die Südseite des Himalayu-Gebirges erhob.

In Nagpoor und in dem hochliegenden Terrain der Provinz Malva im Centrum der Halbinsel, wurde die Cholera im April und Mai sehr mörderisch. In Janagurth, einer Festung, welche 1000 Fuss über der Ebene liegt, ergriff die Krankheit die Garnison, während die Einwohner einer Stadt am Fusse des Gebirges von ihr verschont blieben. In Agra herrschte die Cholera in diesem Jahre wieder 18 Tage lang mit vieler Heftigkeit. In Merut wurde das 14te Regiment, 1200 Mann stark, von ihr ergriffen; von 221 starb 1 auf 5½. Die Anfälle waren schnell und schrecklich, in 9 oder längstens in 48 Stunden erfolgte der Tod *).

In Bombay dauerte die Cholera seit dem August des vorigen Jahres fort, hörte im Anfang des Jahres 1819 auf, brach aber im Mai wieder aus, und verheerte alle Orte, welche bis jetzt auf der Insel Salsette verschont geblieben waren. Ganze Dörfer wurden entvölkert, und man berechnet, dass auf dem Territorium der Indischen Kompagnie 150,000 Einwohner umkamen, unter denen sich 31,000 Europäer

*) Ausser in den benannten Orten, erfolgten nach Ausbrüche der Cholera in diesem Jahre in der Präsidentschaft Calcutta, in Midnapore, Iska, Husseinabad, Cawnpore, Bampura, Mundessore, Nemuch, Nusserabad, Muttra, Sangor, Coel, Deyra Dhoon, Kumaroon und Catmandon.

päer oder Nachkommen von ihnen befanden. Der Schrecken war so gross, dass Schiffe mit Wollwaaren beladen, gänzlich von ihrer Bemannung verlassen wurden, die bei der Nacht entfloh. Nach Salsette hatte sich ein im Orte unbekannter Mann geflüchtet; der Zauberei beschuldigt, und als Urheber ihres Unglücks betrachtet, wurde er in Stücken zerrissen.

Schreckliche Ausbrüche der Cholera verwüsteten das Lager bei Seroor, das Fort Victoria und den District von Kaira im Monat Mai und Juni. Viele früher an der Chollera erkrankte Personen wurden zum zweiten Male von ihr befallen. Auch auf die Schiffe im Hafen verbreitete sie sich. 10 Mann von der Equipage des Malabar, wurden angesteckt und starben bei der Fahrt von Bombay nach Cochin.

Im December hatte die Cholera die ganze Küste von Concan ergriffen; sie herrschte zu dieser Zeit in Goa dem südlichsten Punkte derselben, und in Rasore bei Surate. Sowohl in letzterer Stadt als auch in Baroda brach sie wieder aus. Von einem Indischen Bataillon von 1000 Mann, in letzterer Stadt, starben täglich 8 bis 10, einmal sogar 15 Mann.

Seit dem Monat April rechneten die Behörden in der einzigen Stadt Bombay 15945 Erkrankte, und die Medizinalbehörde behauptet, dass diese Anzahl um ein Viertheil oder Drittheil zu gering sei. Die Zahl der Todten soll 2432 Personen betragen haben.

In der Präsidentschaft Madras war der Gesundheitszustand bis Anfang Mai vollkommen gut, allein am achten desselben Monats zeigte sich die Cholera wieder im Lager des Generals *Pritzler* bei Guddock, und raffte 2000 Hindus und 18 Offiziere weg. Die Umgebungen von Madras wurden mehr oder minder von der Krankheit mitgenommen. Unter andern verlor ein Schottisches Regiment viele

Menschen und im Monat Mai starben mehrere Englische Offiziere binnen 5 Stunden nach Ausbruch der Krankheit.

In Nagore und Negapatam brach die Cholera bereits im Januar wieder aus, sodann im Juli und endlich zum dritten Male in diesem Jahre; mit aller Kraft in Nagore im October, wo sie bis zum November herrschte.

In Palmacotta, Tinnevelly, Trivanderam und Trivancore, Städte, welche nahe am Cap Comorin liegen, brach die Cholera ebenfalls schon im Januar aus. Zu Ende desselben Monats hatte sie unter den Truppen und Einwohnern aufgehört, allein sie grassirte noch in einem Regiment, welches aus Ceylon kam. Während der 6 Monate, März bis zum September, schien sie zu schlummern, allein in dem letztern Monat griff sie wieder um sich, und setzte ihre Verheerungen bis zum nächsten Jahre fort *).

Nachdem sich die Krankheit bereits im Januar zu Trivanderam auf der Insel Manar gezeigt hatte, erschien sie am 26. und 27. desselben Monats auf Ceylon in Columbo, wohin sie vom Cap Comorin gebracht wurde, so wie den 25. Februar, unter den Truppen in den Candyschen Provinzen. Von diesem Tage, bis zum 4. Mai äusserte sich die Cholera auf 14 verschiedenen Punkten. Die Militairstation in der Provinz Saffragon, so wie einige kleinere Stationen, welche von Candy abhängen, entgingen ihrem Einflusse. Der Ausbruch der Krankheit war immer

*) In den Stadten Jaulnah, Nagpore, Nusirabad, Salem, Saukerndrog, Trichinopoly, Tangore, Madura, Mangalore, Dingigul, Pondichery, Calicut, Cochin und Quilon, innerhalb der Prasidentschaft Madras, waren ebenfalls Ausbruche der Cholera im Jahre 1819 erfolgt.

plötzlich und in mehreren Fällen war der Erkrankte in der zweiten Stunde nach dem Anfalle schon todt. Bis zum December kamen unter den auf der Insel stehenden Truppen 477 Cholerafälle vor, 274 Kranke wurden geheilt und 203 starben. In Candy starben von 50 Kranken 40, und von 90 bis zum 20. Juni Aufgenommenen, 50. Die Cholera war hier viel bösartiger, als auf dem festen Lande von Ostindien, so dass kein Einziger Kranker ohne Arzenei genas.

Von Ceylon wurde die Cholera durch die Englische Fregatte Topas, welche von Calcutta gekommen war, nach der französischen Besitzung Isle de France (St. Maurice) gebracht. Das Schiff verlor während seiner Ueberfahrt drei Mann an dieser Krankheit, kam den 29. October auf der Insel an, und den 20. November brach daselbst die Cholera aus, und raffte in den ersten 10 Tagen, in der an der See gelegenen Hauptstadt Port Louis, von 8000 Einwohnern 50 Menschen weg. Alle Geschäfte hörten auf, die Läden wurden geschlossen, die Einwohner flohen auf's Land, aber auch dahin folgte ihnen die Krankheit, zuerst nach den Bezirk Pamplemousse, einige Tage später nach Tbeg, von da nach Savannah und Belembre, sich fast immer an der Küste haltend. Die 1492 Mann starken Truppen, hatten vom 20. November bis 15. December 69 Cholerakranke, von denen 14 starben. Im Civilkrankenhause starben von 133 an der Cholera Erkrankten 94, den französischen Aerzten in der Stadt von 440 Kranken 193 und die Zahl der Begräbnisse soll im Ganzen in dieser Zeit in der Stadt auf 700 gestiegen sein, da sie sonst nur zwischen 90 und 100 beträgt. So dauerte die Krankheit hier bis zur ersten Hälfte des nächsten Jahres fort.

Nachdem sich die Cholera seit dem Jahre 1817 über ganz Vorderindien verbreitet hatte, dehnte sie sich im Jahre 1819 auch vom Gangesdelta her, durch die Schiffahrt, nach Aracan, Rangoon, Siam, Malacca, Sumatra bis Java aus. Gleichzeitig liess sich die Krankheit örtlich über die Küsten des Kaiserthums Anam, mit der Hauptstadt Kescho, verfolgen.

Mit unbeschreiblicher Wuth herrschte sie in der zweiten Hälfte des Jahres in Siam, so dasss die Einwohner die Dächer ihrer Häuser abdeckten, um Raubvögel zum Verzehren der Leichname herbeizulocken.

In Bankok, der Hauptstadt dieses Landes, starben allein 40,000 Menschen an der Cholera. Um die Ursachen der Krankheit aufzufinden, berief der König eine Rathsversammlung aus dem Adel, den Priestern und den Sterndeutern, in der einstimmig erkannt wurde, sie rühre von einem bösen Geiste in der Gestalt eines Fisches her, der in seinem gewöhnlichen Aufenthaltsorte, einem fernen unbekannten Lande, gestört, sich nach Siam geflüchtet habe. Das einzige Mittel ihn zu entfernen sei, ihn mit Kanonen, Flinten, Schwerdtern, Spiessen, Trommeln, Pauken und mit allem, was Lärm und Unannehmlichkeit erregen könne, fortzutreiben. Nachdem die Ausführung dieses Rathschlusses durch einen Königlichen Beschluss befohlen war, versammelte sich mit Tagesanbruch eine unermessliche Menschenmenge am Ufer des Meeres. Kanonen, Flinten und Raketen wurden abgeschossen, Tausende stürzten sich mit Spiessen, Schwerdtern, Schleudern und andern Wurfgewehren ins Meer, um mit dem Fische zu kämpfen und ihn zu erschrecken. Als aber um 7 Uhr Abends dieses Schauspiel endigte, blieben ungefähr 7000 Menschen, die an der Cholera unterdess gestorben waren, am Strande und in der Nachbarschaft liegen.

Im Reiche Arracan, auf der Halbinsel Malacca, wo sie in der Stadt gleiches Namens 400 Menschen wegraffte und in Sumatra, herrschte die Cholera zu Anfange des Jahres. Auf Prinz Wales-Insel erschien sie im Monat October und dauerte bis Ende Februar des nächsten Jahres.

In Sincapoor, auf einer kleinen Insel an der Südspitze der Halbinsel Malacca, herrschte die Krankheit ebenfalls zu Anfange des Jahres, hörte aber später im Jahre auf. Zu Malacca ergriff die Cholera zuerst die Stämme der Malaien, dann die Chinesen und endlich die Europäer. Sie zeigte dieselben Symptome, zerstörte mit gleicher Schnelligkeit, tödtete jedoch nur Personen, welche durch Gesundheitsumstände, Alters-, Nahrungs- und Lokalitätsverhältnisse sich besonders zu dieser Krankheit hinneigten.

Nach Sumatra wurde die Cholera durch Schiffe gebracht, welche die Meerenge von Malacca in grosser Anzahl passiren. Sie erschien durch ein Fahrzeug aus Malacca zuerst in Atschin, verbreitete sich aber bald nach allen Seiten. In letzterer Stadt herrschte sie bis zum folgenden Jahre. Der König, um ihr zu entgehen, verliess seine Residenz und bezog ein Lager, allein auch in dieses Asyl folgte ihm die Krankheit, und raffte von seiner Umgebung täglich bis auf 60 Personen weg. Im Innern der Insel war die Sterblichkeit noch weit bedeutender.

Von Sincapoor aus verbreitete sich die Cholera im October, in Folge der täglichen Verbindung mit Malacca, wo die Krankheit seit dem August herrschte nach der Insel Bintang. In Georges-Town starb binnen 21 Tagen der dritte Theil der Bevölkerung oder 800 Menschen. Die Krankheit dauerte bis zum Anfang des nächsten Jahres fort.

Von Bintang ging sie über die Insel Banca nach Java, wo sie Ende April in Samarang ausbrach. Am 30. desselben Monats starben dort 5 Menschen.

Die Krankheit erschien zu gleicher Zeit in Batavia, der Hauptstadt der Insel mit 160,000 Einwohnern, und in Dschapora, so wie längs der Nordküste dieser ausgedehnten Insel. Ferner in Surabaya, Surakarta &c. Die Zahl der Todten stieg täglich, so dass schon am 9. Mai allein in der Stadt Samarang mit 30,000 Seelen, 158 Personen, worunter 58 Europäer, starben. In dem kurzen Zeitraum vom 22. April bis 3. Mai raffte die Cholera auf Java 1255 Individuen weg, worunter 101 Europäer.

Am 19. Mai fing die Heftigkeit an, an einigen Orten abzunehmen, dauerte aber an andern mit nur wenig verminderter Starke fort. Das hohe, im Innern der Insel liegende Land, litt von Mitte Mai an, besonders an Orten, wo Wälder oder Berge den freien Luftzug hemmten. Das Wetter war gleichzeitig trocken und heiss, und die mittlere Wärme betrug in Batavia 92 Grad, in Samarang 98 bis 100 Grad Fahrenheit.

1 8 2 0.

In Bengalen erschien die Cholera in diesem Jahre sehr frühzeitig. In Calcutta starben bereits in der letzten Woche des Februar 68 Personen; im März 657 und in der zweiten Woche des Aprils 273. Vom 1. bis 11. Mai starben 481 und Ende Juni noch 2 bis 3 Personen täglich. Die Krankheit dauerte bis zum September. Bei verspäteter Hülfe erfolgte der Tod allemal, und bisweilen schon in 15 Minuten.

In diesem Jahre kehrte die Cholera in mehreren Orten der Präsidentschaft Calcutta wieder, andere wurden neu davon befallen. Sie erschien in Dacca, Moorshedabad, Midnapore, Silhet, Jaulnah, Jelalpoore, Dinapore, Jessore und noch vielen anderen Orten.

In der Präsidentschaft Bombay erschien die Cholera Ende April von neuem mit verstärkter Wuth. Surate und das Lager bei Mullegaum so wie die Stadt dieses Namens, waren schon angesteckt. Die verschiedenen Stadtviertel in Bombay und die der Stadt nahe liegenden Dörfer, besonders Dungari und Camatty, wurden von ihr verwüstet. Vom 1. bis 11. Mai starben in der Stadt 481 Personen; vom 1. bis 8. Juni 188 und vom 13. bis 19. desselben Monats 305. Statt abzunehmen vermehrte sich ihre Heftigkeit im Gegentheil noch 50 Tage nach dem Ausbruch.

Die in Seroor und im Lager bei Jaulnah stehenden Truppen verloren mehrere Offiziere, die schon einige Stunden nach dem Ausbruch der Krankheit starben. Den 12. September herrschte die Cholera in Bombay noch auf die schrecklichste Art, verschwand aber bei der kalten Jahreszeit.

In der Präsidentschaft Madras dauerte die Cholera seit ihrem Ausbruche im vorigen Jahre noch fort. Der Courier von Madras giebt, nach den zuverlässigsten Berichten, die Sterblichkeit unter den Truppen dieser Präsidentschaft im Laufe eines Jahres, vom September 1819 bis Ende August 1820 an. Daraus geht hervor, dass in diesem Zeitraum von 1260 Europäischen Offizieren 74 starben. Die Kavallerie verlor $6\frac{1}{3}$, die Artillerie $3\frac{1}{8}$, die Infanterie $6\frac{1}{4}$ auf 100. Die Ingenieurs hatten gar keinen Todesfall. Die Aerzte litten mehr als die Soldaten, von ihnen starben mehr als $6\frac{1}{2}$ vom 100.

In der Stadt Madras brach die Cholera im Februar wieder aus. Viele Eingeborne starben bis zu Ende April, dann wurde die Krankheit milder, erneuerte aber im Monat Juli und August ihren Ausbruch mit um so grösserer Heftigkeit. Die beiden Läger bei Peddapoor und Bochully in der Nähe von

Madras wurden von ihr ergriffen; viele ausgezeichnete Offiziere fielen als ein Opfer derselben, und die davon Befallenen starben schon 11 Stunden nach ihrer Erkrankung.

In Negapatam herrschte die Cholera vom 1. bis 13. Februar; in Tanjore war sie mit Unterbrechungen bis zum April; in Ramnad an der Küste, in Madura im Innern, und in den gebirgigen Distrikten von Dingigul, die hoch über dem Meere liegen, hörte sie das ganze Jahr nicht auf. Die Grenzen von Soonda wurden im Marz von Neuem angesteckt, und im Juni verbreitete sie sich zum zweiten Male mit vieler Bösartigkeit in Mangalore. Cannanore, eine südliche Seestadt, scheint von Tellichery aus angesteckt worden zu sein, wo sie in den unteren Volksklassen seit dem 25. November 1819 wüthete und bis zum Januar fortdauerte.

St. Thomas, Vepery, Gooty, Arcot überfiel die Cholera aufs Neue, verbreitete sich an der Küste Malabar bis Cochin und drang im Innern bis Hyderabad und Nagpor vor. Das 17te Regiment, welches von Mangalore nach Hyderabad marschirte, verlor während des Marsches 120 Soldaten und 250 Diener. Das 1ste Infanterie-Regiment Eingeborner hatte auf seinem Marsche von Nagpor nach Hyderabad einen Verlust von 200 Soldaten und 3 Offizieren; vom 19ten Regiment von Madras starben 2 Offiziere und 150 Soldaten. In Pondichery war die Krankheit bereits wieder im Frühjahr erschienen.

Auf Isle de France hatte die Cholera seit ihrem Ausbruch im vorigen Jahre fortgedauert. Bis zum 4. Februar waren unter den Truppen 269 daran erkrankt, von denen 235 genasen, 31 starben und 3 noch in der Behandlung waren. Auf den Pflanzungen starben meist 10 bis 15 vom Hundert der Bevölkerung, und die ganze Zahl der Todten schätzt man auf der Insel, bei einer Bevölkerung von 100,000 Seelen, nach officiellen Nachrichten, auf 4000. Der Angabe des Reisenden, Herrn *Billiard*, zufolge, betrug sie jedoch 10 bis 12.000 Individuen. Von dem 827 Mann starken 56sten Infanterie-Regiment starben von 138 Kranken nur 15 Mann.

Man schrieb die Schuld der Verbreitung der Krankheit dem einstweiligen Gouverneur zu, der auf alle Klagen nur die Antwort gab, dass der Himmel, durch die Plage, die Einwohner für den schändlichen Sklavenhandel bestrafe, dem sie noch immer zu fröhnen fortführen.

Gleich nach Ausbruch der Cholera katte der Gouverneur der nahe gelegenen Insel Reunion (Bourbon) eine sehr strenge Quarantaine gegen alle von Isle de France kommende Sehiffe angeordnet, nichts desto weniger hatte sich ein Boot der Insel Reunion, mit dem Kustenfahrzeuge Pic-Var, welches Isle de France den 7. Januar verlassen hatte, Verbindung zu verschaffen gewusst, wodurch auch hier die Cholera in St. Dénis, der Hauptstadt der Insel mit 4000 Einwohnern ausbrach.

Die Stadt wurde von einem Theil der Einwohner verlassen, mit einer Truppenkette eingeschlossen und ein Lazareth eingerichtet, in welches augenblicklich alle Verdächtige geschickt wurden. Im Februar liess, in Folge dieser Maasregeln, die Krankheit schon nach, und hörte im Monat März auf, so dass am 15. April der Cordon aufgelösst werden konnte. Von 256 Cholerakranken, waren 178 oder 2 auf 3 Kranke gestorben, und zwar von 23 Weissen 19, von 8 Farbigen 5, und von 215 Schwarzen 154.

An der Ostküste Afrikas brach die Cholera auf den Kobras-Inseln, Pemba, Zanguebar und Monsia und auf der Küste Zanguebar aus, doch fehlen darüber nähere Nachrichten. Wahrscheinlich wurde sie nach jenen Punkten, wo bedeutender Küstenhandel getrieben wird, durch Schiffe von Isle de France gebracht.

Auf Ceylon war die Cholera in diesem Jahre in Trincomale. Nach dem Journal von Madras vom 3ten August 1829, war das Admiralschiff, der Leander, von der Cholera befallen, als es von Pondichery nach Ceylon segelte. Bei seiner Ankunft in Trincomale, am 11. Juli, wo in dieser Stadt die vollkommenste Gesundheit herrschte, hatte es auf seiner Ueberfahrt bereits 10 Matrosen und 2 Offiziere verloren. Sehr bald brach nun die Cholera unter den Einwohnern aus, deren Berufsgeschäfte sie in Verbindung mit dem Schiffe brachten. Der Chirurg des Seehospitals war das erste Opfer der Krankheit, er starb nach 10 Stunden am 14. August; dasselbe Loos hatte der Hafenbaumeister und viele andere Personen und nach dem offiziellen Berichte herrscht kein Zweifel darüber, dass der Leander die Cholera nach Trincomale brachte.

Auf der Prinz Wales-Insel dauerte die Krankheit seit dem vorigen Jahre bis Ende Februar fort. Oestlich breitete sich die Cholera von Anam längs der Küste des Chinesischen Meeres aus, doch sind die Angaben darüber nur sehr unzuverlässig. In Canton, wohin die Krankheit wahrscheinlich durch Schiffe aus Java gebracht wurde, erfolgten die ersten Krankheitsfälle im October. Hier und im Bezirk Wampoa äusserte sich die Krankheit in ihrer grössten Furchtbarkeit durch die Kürze ihres Verlaufs. Man sah in einer geringen Entfernung von Macao oft viele und zuweilen alle Bewohner einer Hütte, die sich am Abend vorher scheinbar ganz gesund dahin zurückgezogen, vor Tagesanbruch erkranken und noch vor Mittag sterben. Viele Fälle endigten sich in wenigen Stunden. Die Chinesen nahmen zu ihren gewöhnlichen Mitteln Zuflucht, und liessen Götzenbilder unter grossem Lärmen umhertragen, um die bösen Geister zu vertreiben.

Nach den Philippinen wurde die Cholera in diesem Jahre durch Schiffe gebracht, welche mit dem Mousson aus Bengalen kamen. Die Krankheit verbreitete sich bald uber den ganzen Philippinischen Archipelagus, wo, nach der Versicherung des Doctors *Mac-Leod*, Arztes auf dem Englischen Schiffe Alceste, weder eine epidemische noch contagiöse Krankheit geherrscht hatte.

Zu Manilla, der Hauptstadt der Insel Luzon, mit 60,000 Einwohnern, brach die Cholera am 5. October aus, und soll dort in den nächsten 14 Tagen 15,000 Menschen weggerafft haben. Das Volk beschuldigte die Europaer und Chinesen als Urheber der Krankheit, und es wurden eine Menge von ihnen ermordet. Der Naturforscher *Godefroy* war eins der ersten Opfer der Volkswuth. Die Schiffe im Hafen hoben alle Verbindung mit dem Lande auf, und blieben dadurch von der Krankheit verschont. Dieselben Maassregeln ergriff der Gouverneur von Cavité, einem Hafen im südlichen Theil der weiten Bay von Manilla, mit demselben glücklichen Erfolg. Im Monat December verminderte sich die Sterblichkeit an den Küsten, allein sie raffte im Innern des Landes einen grossen Theil der Bevölkerung weg.

Man hat Grund zu glauben, dass der Keim der Cholera sich in den Philippinen, so wie in Bengalen festgesetzt hat, denn seit dem ersten Ausbruch haben viele dort landende Schiffe, die schreckliche Krankheit wieder gefunden.

1 8 2 1.

In Calcutta herrschte die Cholera in diesem Jahre seit dem Monat Juni, doch nur mit geringer Heftigkeit; die Schiffe auf dem Ganges waren ebenfalls von ihr ergriffen. Verheerender waren ihre Wirkungen an den Ufern dieses Flusses und in der Landschaft Duab, zwischen dem Ganges und Jumna, in demselben Monat, und im August in Delhi und Lahore. Ferner erschien sie zu Nagpur und Hyderabad schon zu Anfang des Jahres. Von einem Regimente Eingeborner starben 2 Offiziere, 150 Soldaten und 300 vom Gefolge. Von einem andern Regimente 120 Mann und 250 vom Gefolge, und von einem dritten 3 Offiziere und 300 Neuausgehobene.

Die Krankheit scheint in der Landschaft Duab, in Berhambor, Darwar, so wie in der Nähe von Hyderabad und in ganz Bengalen, während des Sommers noch zugenommen zu haben; dabei stand der Wärmemesser in einer offenen Laube um 3 Uhr Nachmittags auf 112 Grad und im Anfang Juni gar auf 115 bis 120 Grad Fahrenheit.

In Goruckpura, wo die Cholera sehr wüthete, entfloh der Rajah und die meisten Einwohner, und liessen ihre Häuser, Felder und ganzes Eigenthum im Stich. In Cawpore und Lucknow litt die Englische Besatzung und die Eingebornen während der Monate Juni und Juli bedeutend, eben so in Nagpor und in der Militairstation Nerbudda, wo besonders die marschirenden Truppen befallen wurden. Während des Juli war die Cholera in Chittagong, Futtyhur, Chowinghe, Banda, Midnapor, Ghazepor, Cuttak und Balassore. In der letzten Stadt starben Europäer oft 7 Stunden nach dem Ausbruch. Im Monat August herrschte die Cholera in Dinapore, Sangor, Rampoor und Dacca. In dem hochgelegenen District

Bundelecund machte sie im Anfang des Herbstes grosse Verwüstungen, wozu noch eine andere Krankheit trat, die oft tödtlich war und welche man Leo nannte. Sie hatte die Hauptsymptome mit denen des heftigsten Sonnenstichs gemein.

Zu Jaggrenah, einer Stadt mit einer sehr berühmten Pagode, herrschte die Cholera zur Zeit eines religiösen Festes, wobei oft gegen 1,200,000 Pilgrimme anwesend sind. Eine grosse Menge dieser Unglücklichen starben, und der Schreck unter ihnen war so gross, dass er sie sogar verhinderte, sich, wie es jährlich Viele thun, den Göttern zu opfern. Es stürzte sich nicht nur kein einziger unter die Räder des Wagens, auf dem seit undenklichen Zeiten die Götter herumgefahren werden, sondern der Wagen wurde selbst nicht einmal um den Tempel gefahren.

In Bombay brach die Cholera im Mai aus, und verbreitete sich nach allen Richtungen. Den 18. drang sie in die Casernen des Europäischen Regiments, und tödtete in 60 Stunden 32 Menschen. Sie befiel plötzlich ganz vollkommen gesunde Personen; manche, die mit dem besten Appetit früh um 8 Uhr frühstückten, waren um 10 Uhr bereits todt. Vom 23. bis 28. Mai starben in Bombay 235 Menschen an der Cholera. Salsette, Baroda, Poonah, Seroor und Surate würden in demselben Monat angesteckt; auch empfand man die Krankheit an den beiden Ufern des Indus (Sind). Später trat eine Pause in der Krankheit ein, sodann im Monat November ein weniger mörderischer Ausbruch, und endlich bei einer mildern Temperatur, liess sie gänzlich nach.

Seit dieser Zeit scheint die Cholera nicht mehr so heftig in den zu Bombay gehörigen Ländern geherrscht zu haben, doch erschien sie in den spätern Jahren mehremale wieder.

In der Präsidentschaft Madras zeigte sich die Cholera in diesem Jahre seit dem Januar und Februar auf der Küste Coromandel, in Cuddalore, Royocottah, Kulladgi und Durwar. Canara, Salem, Sankerridrog und Madura litten ausserordentlich im Juni, Juli und August, und mehrere Truppenkorps, welche in diesen Stadten standen, hatten bedeutenden Verlust. Dass die Atmosphäre allein die Krankheit nicht verbreitet, geht aus dem Umstand hervor, dass, während ein Lager, 400 Toisen von Kalladgi entfernt, gänzlich von der Krankheit verschont blieb, die auf demselben Platze lagernde Kavallerie viel von ihr litt. Die Ansteckung verbreitete sich im Juni nach Pondichery, Belgaun, Badamy, Shapoor und Trichinopoly. In Bellari nahm sie sehr wenig uber hand, allein sie war fast stets tödtlich unter den Truppen und Einwohnern der Umgegend.

In Jaulnah erschien die Cholera wieder im Mai, und tödtete 150 Mann der schwachen Besatzung, so wie 60 Mann von einem im Marsch befindlichen Truppenkorps, und drang bis in das Lager von Venkettagurry. Im Monat Juni ward Hyderabad und im August Nagpor angesteckt.

Auf der Prinz Wales-Insel erfolgte im Monat Mai ein neuer Ausbruch der Seuche, welcher zwei Monate dauerte, aber nicht so bösartig als der frühere war. Seit dem ersten Erscheinen der Krankheit waren überhaupt 1131 Personen daran gestorben, welches den 32sten Theil der Bevölkerung betrug.

Auch auf Java herrschte die Cholera in diesem Jahre wieder äusserst heftig. Es starben im Juni in Samarang täglich 4 — 500 und in Dschapora 20 Personen. Auch in Surakarta war sie. In Bantam starben in dieser Zeit täglich 100 Menschen, in Surabaya und Passarung über 170. Im Juli nahm die Krankheit beträchtlich ab, wie man glaubt, durch die reichliche Austheilung von Heilmitteln und eines eigenen Choleratrankes durch die Niederländischen Obrigkeiten an die Eingebornen; allein im Innern der Insel und selbst in den hohen Bergen, verbreitete sie sich immer weiter. Nach Batavia und Samarang wurden folgende Städte von der Cholera am meisten heimgesucht: Surabaya, wo die Kranken in einigen Stunden starben, Joanna, Candal, Japara, Madura und Damac. Mehrere Holländische Beamte verliessen ihre Posten, so dass der Gouverneur genöthigt war, einige zu cassiren, um die andern vom Davonlaufen abzuhalten.

Man rechnet, dass bei diesem Ausbruch der Cholera auf Java im Ganzen 102,000 Menschen umkamen, wovon auf Batavia allein 17,000 gerechnet werden.

Nach der Insel Borneo kam die Cholera in diesem Jahre ebenfalls durch Schiffe. Die ganze Holländische Garnison zu Pontianah wurde davon ergriffen, und der Resident, welcher der Krankheit glücklicherweise entging, war die einzige Person, welche im Stande war, Andern beizustehen. Die Verheerungen im Innern der Insel sind unbekannt, da Europäer sich noch kaum 10 bis 12 Meilen von der Küste in dasselbe gewagt haben.

In China, wo die Cholera im vorigen Jahre bereits bis Canton vorgedrungen war, erschien sie in diesem Jahre in Peking, der Hauptstadt des Chinesischen Reichs, mit 2 bis 3 Millionen Einwohnern, und richtete daselbst furchtbare Verheerungen an. Da Todtenlisten in China nicht geführt werden, so sind keine zuverlässigen Nachrichten über die Sterblichkeit durch die Cholera zu erlangen. Wahrscheinlich hat sie sich in den 6 Jahren, wo sie in diesem bevölkerten Reiche wüthete, über den grössten Theil desselben erstreckt, doch fehlen darüber genaue Angaben. Eben so ist es unbekannt, ob die Cholera bis Japan drang, da wegen des unbedingten Abscheidungssystems daselbst es ganz an Nachrichten über das Erscheinen oder Nichterscheinen der Cholera in diesem Lande fehlt.

Westlich von Indien wurde die Cholera in diesem Jahre von der Küste Malabar durch Handelsschiffe nach Arabien gebracht, und erschien zuerst im Monat Juli am Persischen Meerbusen, in dem Dorfe Ruin, ungefähr eine Stunde von Muttra, dann aber bei einer solchen Hitze in Mascate, dass der Stand des nur bis 122 Grad gehenden Wärmemessers, da er bis oben mit Quecksilber angefüllt war, gar nicht weiter bestimmt werden konnte. Selbst um Mitternacht stand der auf dem Vorderkastelle eines Englischen Schiffes befestigte Thermometer auf 104 Grad Fahrenheit. Die Folge davon war, dass unzählige Menschen, nach einer nur 10 Minuten währenden Krankheit, an der Cholera starben, und dass der Iman von Mascate, blos unter seinen Unterthanen, eine Sterblichkeit von 60,000 Menschen annahm. Es traten hier Fälle ein, wo Einzelne während des Abschlusses eines Handels sich erbrachen und todt hinsanken; Manche wurden aber auch ohne alle ärztliche Hülfe gesund. Man gab hier den Kranken kaltes Wasser, nach welchem sie sehr verlangten und welches von den Aerzten in Indien und China für unmittelbar tödtend gehalten wurde; hier glaubte man auf solches und andere kühlende Mittel guten Erfolg zu sehen.

Die Anzahl der Gestorbenen ward so gross, dass es nicht mehr möglich war, sie zu begraben, daher man die Leichen ins Meer warf. Damit nun die Wel-

Wellen sie nicht wieder ans Ufer spühlten, brachte man sie weit in dasselbe hinaus. Es scheint, dass die Araber die Ansteckung durch die Leichname fürchteten, weil sie selbige bei ihrem Transport nicht in ihre Schiffe aufnahmen, sondern an Tauen ins Meer schleppten. Das Englische Schiff, der Kent, lag damals vor der Stadt, und war Augenzeuge dieser merkwürdigen Leichenbegängnisse.

Beinahe gleichzeitig erschien die Cholera am ganzen Persischen Meerbusen, indem sie auf ihrem Zuge an der Westküste desselben einige Wechabitenstämme von Grunde aus vernichtete. Sie kam durch dieselben Schiffe, welche die Krankheit von Bombay nach Mascate brachten, auch nach den übrigen Städten und den Inseln in diesem Meerbusen. Durch den Euphrat und einen Kanal, welcher Schiffe von 150 Tonnen trägt, ging sie nach Basra, einer Stadt in Mesopotamien mit 60,000 Einwohnern, wo sie in 11 Tagen mehr als 15,000, mit denen in der Umgegend in Allem 18,000 Menschen wegraffte, nach Abuschär mit 10,000 Einwohnern, von denen Ende August täglich 20 bis 30 starben, und nach Bender Abassi.

Zu Kischm, einer von englischen Truppen besetzten Station, ereignete sich der erste Krankheitsfall bei einer Sclavinn des Scheiks; einige Tage darauf wurde eine andere Person krank, dann wieder eine, bis nach 20 Tagen 7 bis 8 Personen auf einmal erkrankten und starben. Von der englischen Besatzung unterlagen mehrere Offiziers und viele Soldaten, und die Militairärzte waren die ersten, welche hingerafft wurden. Die Stadt verlor nun täglich 8 bis 12 Menschen. Die meisten Einwohner flohen nach der Persischen Seite des Meerbusens. Es starb fast Niemand plötzlich, die Meisten lebten nach dem ersten Anfall 6, und Manche 24 Stunden. Die Zufälle waren übrigens wie in Indien nur die Krämpfe selten. Zu Abuschar wurden einige der zuerst Ergriffenen durch Branntwein geheilt, aber nachher griff die Krankheit schrecklich um sich, und die Hausmittel der Eingebornen zeigten sch so unwirksam, wie die Kunst der Englischen Aerzte.

Auf die Insel Bahrein kan die Cholera im Monat August, wo gerade eine Menge Menschen, der Perlenfischerei wegen, beisammen waren, und richtete hier grosse Verwüstungen an. Das Englische Schiff, der Liverpool, war Zeuge der grossen Sterblichkeit unter den Arabern auf diesem Theil der Halbinsel. Die Mannschaft dieses Schfies ward ebenfalls angesteckt, und verlor 3 Offiziere, mehrere Matrosen und den Chirurgen, welcher die Kranken behandelte.

Nachdem nun die Cholera in Mascate, Basra und Abuschär, drei für den Handel gleich wichtigen Punkten, ausgebrochen war, befand sie sich an eben so vielen Pforten, durch welche sie nach Arabien, Mesopotamien, Syrien, Persien und Russland vordringen konnte. Von Abuschär kam sie bereits Ende August, nördlich nach Kasrum, wo sich täglich 7 bis 9 Todesfälle ereigneten, und von da in der Mitte September nach Schiras mit 40,000 Einwohnern, wo sie in 9 Tagen, ungeachtet viele flohen, 1800, in 18 bis 19 Tagen 6000 und überhaupt 16000 Menschen wegraffte.

Die Einwohner in Kasrum und Schiras feuerten Flinten ab und machten einen ungeheuren Lärm, ehe die Cholera dort erschien, um diese am Eindringen in ihre Städte zu verhindern. Der Persische Prinz, welcher in Schiras seinen Sitz hatte, liess, um diesen Lärm Einhalt zu thun, den Leuten sagen, sie wären Thoren, dass sie sich so gebehrdeten, ehe der Feind zu ihnen käme, und er würde Jeden der noch länger dergleichen Thorheiten treibe, di Ohren abschneiden lassen. Später zwang aber die 'urcht vor der Cholera diesen Prinzen, in dessen larem sie zuerst ausgebrochen war, die Stadlt und sene sterbende Mutter, die Königinn welche fast augeblicklich der Krankheit unterlag, zu Pferde davon jagnd zu verlassen, um in einiger Entfernung von Schras seinen Aufenthalt unter Zelten zu nehmen.

Nach dem Finzen entflohen die Minister, und diesen folgten sänmtliche Behörden, welche nun die Stadt ihrem Schickale überliessen. Aus diesem Grunde war die Sterblichkeit hier furchterlich, da es an allen Anordnungen und an aller Aufsicht fehlte. Ein einziger Beamter, *Aga Baba Khan*, kehrte aus blosser Menschenliebe und aus reinem Pflichtgefühl in die Stadt zurück, und suchte aller Gefahr trotzend, Ordnung und Ruhe so viel wie möglich aufrecht zu erhalten.

Erst am 20. October, als die Cholera zu wüthen aufgehört hatte, kehrte der Prinz nach Schiras zurück, wo der Zustand wahrend seiner Abwesenheit unbeschreiblich gewesen war.

Eben so ging die Cholera von Abuschär über Mayar, bis unter die Mauern von Ispahan, welches jedoch noch frei blieb, indem die Caravanen vom Gouverneur zu Schiras den Befehl erhielten, nicht gegen Ispahan sondern über Jesd ihre Richtung zu nehmen. Dadurch wurde zwar Ispahan noch verschont, dagegen brach aber Ende September in Jesd die Cholera aus, und richtete schreckliche Verheerungen an. Mit dem Anfang November liess sie wieder nach, und wurde während des Winters nicht bemerkt. Die Stadt verlor von einer Bevölkerung von

25000 Einwohnern, 5000. Auch in einigen Dörfern auf den Bergen zeigte sich die Krankheit, doch starben in denselben nur sehr wenige Personen. Teheran blieb damals ebenfalls verschont, wahrscheinlich deswegen, weil der Schah von Persien auf Anrathen des Dr. *Martinengo*, um seine Residenz gegen die Verheerungen der Cholera zu schützen, alle Communication mit den von dieser Krankheit befallenen Orten und besonders mit den Karavanen untersagt hatte.

In Jesd nennt man die Cholera Webb. Die Perser schrieben die Entstehung derselben dem Einflusse des Sternbildes Kanopus (von ihnen Zoheïl genannt) zu, welches damals kurz vor Sonnenaufgang sichtbar war. Die Krankheit schien hier in offenen Gegenden besser zu gedeihen, als in Gebirgsthälern, z. B. im Mamasani-Gebirge; auch blieben die unter dem Namen Ilyat bekannten Nomaden-Völker davon frei.

Von Basra, dem Hafen, von welchem aus alle Indische Waaren nach der Türkei verführt werden, kam die Cholera während des Sommers durch die Caravanen, die einzelnen Reisenden und die Handelsflottillen, welche den Euphrat hinauffahren, über Helle nach **Bagdad**, der Hauptstadt des Türkischen Paschaliks gleiches Namens, mit 20000 Einwohnern. Obschon sie nur einen Monat dauerte, so raffte sie doch, nach dem Zeugniss des Dr. *Meunier*, ein Drittheil der Bevölkerung weg. Auch der Englische Resident, der gelehrte *Ritchie* ward ein Opfer der Krankheit.

In dieser Gegend nennt man die Cholera bekanntlich El-Hauwa (Sturm).

Die ganze Umgegend von Bagdad wurde angesteckt, und eine Persische Armee, die gegen diese Stadt marschirte, wurde von diesem für sie fürchterlicheren

Feinde, als die Türken es waren, zum Rückzuge genöthiget. Die Krankheit vor welcher sie floh, folgte ihr auf dem Rückzuge, und tödtete ausser 2000 Soldaten auch den Prinzen, der die Armee kommandirte. Aus seinem Lager kam sie in die Stadt Kermanschah, wo er Gouverneur war, und drang so in die westlichen Provinzen Persiens, während sie von einer andern Seite bis in die Mitte dieses grossen Reichs kam.

Von Bagdad ging die Cholera in diesem Jahre noch den Euphrat aufwärts bis Anah, einer Stadt, welche am Eingange der Wuste liegt, welche Mesopotamien von Syrien trennt, und verschwand mit dem Eintritt der kalten Jahreszeit.

1 8 2 2.

In Indien dehnten sich in diesem Jahre in der Präsidentschaft Calcutta die Verheerungen der Cholera nur wenig aus. Die Krankheit zeigte sich im Anfang Februar unter den Bewohnern von Jessore, welche während dieses funften Ausbruchs der Cholera unter ihnen, noch viele Todesfalle zählten. Im December starben auch in Calcutta mehrere Menschen. Ungeachtet dieses das 6te Jahr war, dass die Krankheit hier grassirte, so hatte man dessenungeachtet bis dahin das Wesen derselben noch nicht im mindesten ergründet, und es schien bloss, als wenn ihre Entwickelung mit den atmosphärischen und Temperatur-Veränderungen in Verbindung stände. Chittagong litt ebenfalls in diesem Jahre von der Cholera, sie war hier bereits seit dem Jahre 1817; in Serampore starben in einem Tage bis zu 85 Personen.

In der Präsidentschaft Bombay scheint die Krankheit während des Laufes dieses Jahres geruht zu haben, dagegen brach sie in der Präsidentschaft Madras bereits im Januar unter den eingebornen Truppen in Salem und Samulcottah aus. Sie erschien in Tutocoreen, in der Nähe des Cap Comorin, und ungeachtet hier, der jährlichen Perlenfischerei wegen, mehr als 100,000 Menschen beisammen waren, versichert man doch, dass nicht mehr als 443 erkrankten, wovon nur 187 starben. Sie kam theilweis nach Arcot, Wallanjahbad, Sankerridrog, Trichinopoly, Madura und Calicut, aber im Monat Juli und August ward sie allgemeiner in Cochin, Kalludgi und Vellore. In Madras verheerte sie die schwarze Stadt. Ein ganz kürzlich ausgeschifftes Regiment verlor 102 Mann und als es Ordre erhielt, der Krankheit wegen das Fort St. Georges zu verlassen und ins Innere des Landes zu marschiren, liess es 68 Mann im Spital zurück. Auf einem im Hafen liegenden Schiffe starb die ganze Bemannung bis auf 2.

Nach den eingelieferten Angaben wurden vom Jahre 1818 bis 1822 unter etwa 11,000 Europäischen Truppen 3138 von der Cholera befallen, von denen 595 starben. Von 70,000 Indischen Soldaten erkrankten 13490 und starben 3185.

In den östlichen Ländern Asiens wüthete die Cholera in diesem Jahre in China äusserst heftig. In Pecking war der Mangel an Särgen und andern Hülfsmitteln zum Begräbniss so gross, dass der Kaiser bewogen wurde, die Armen auf Kosten des Reichsschatzes beerdigen zu lassen.

Auf den Philippinen hatte die Krankheit seit dem Jahre 1820 fortgedauert. Das französische Schiff Cleopatra erschien im Januar 1822 in vollkommener Gesundheit vor Manilla, wurde aber daselbst nach 8 Tagen von der Cholera befallen. Es hatte 32 Kranke, von denen 7 starben. Das Uebel liess nicht eher nach, als bis es sich schnell von diesen gefährlichen Küsten entfernte.

In der Asiatischen Türkei brach die Cholera plötzlich und unverhofft, im Frühjahr wieder zwischen dem Euphrat und Tigris aus, und rückte gegen Syrien vor, nahm aber eine andere Richtung als im vorigen Jahre. Im Monat Juli herrschte sie in Mossul, und verbreitete sich von hier aus in die Provinz Curdistan und gegen Westen über die Städte Mardin im August, Diarbeckr im September, Orfa im October und über Biri, Aintab und Aleppo gleichzeitig im December.

Bis zu ihrem Aufhören im December, hatte sie zu Mossul 500, zu Diabeckr 600, zu Orfa 50, zu Biri, welches kaum den vierten Theil der Bevölkerung von Orfa hat, 400 und in Aleppo, der Hauptstadt des Paschaliks gleiches Namens, mit 200,000 Einwohnern 2000 Menschen weggerafft. Es waren hier jedoch nur 3 Tage durch eine grosse Sterblichkeit bemerkbar, in welchen innerhalb 24 Stunden gegen 300 Menschen starben.

Während die Cholera in dieser Richtung die Länder zwischen dem Persischen Meerbusen und dem Mittelländischen Meere bis Aleppo verwustete, zeigte sich die Krankheit auch im Frühjahr von Neuem im Mittelpunkt Persiens. Sie brach mit dem Anfange des Jahres in Jesd wieder aus und zeigte sich später in den grössern Stadten Kerman, Nain, Ispahan, Kaschan, Kum, Sawa und, während Teheran noch frei blieb, in Kaswin, Killat, Nargan, Caspin, Ebher, Sultanie, Sendschan und Mianeh. Ueber die Sterblichkeit in den benannten Orten, fehlen die Nachrichten. Tauris, eine sehr reinliche Stadt mit 250,000 Einwohnern, wurde von der Cholera im Sommer erreicht. Trotz dem, dass ein grosser Theil der Bevölkerung auswanderte, zählte man hier in 25 Tagen 4800 Todesfälle. In der ganzen Provinz Aderbidschan, von welcher Tauris die Hauptstadt ist, war die Sterblichkeit eben so gross.

Ein hier vorbeiziehendes Truppenkorps von 10,000 Mann lagerte nur eine Nacht unter den Wällen der Stadt, und schon den andern Tag zeigte sich die Krankheit unter den Truppen. Allein den Tag nach dem Treffen bei Toprakala, wo der Prinz *Abbas Mirza* die Türkische Armee zwang, sich nach Erzerum zurückzuziehen, brach die Cholera, welche bis dahin täglich nur etwa 6 bis 12 Mann von der Persischen Armee getödtet hatte, mit solcher Heftigkeit in derselben aus, dass auf einem einzigen Marsche 2000 Mann umkamen. Die Armee, vom Schreck ergriffen, zog sich schnell gegen Bajesid hin, und zerstreute sich trotz der Anwesenheit des Prinzen und seiner Minister, welche allein blieben, und gezwungen waren, nach Khoi zurückzugehen, wo in Folge der Unterhandlungen, die Feindseligkeiten aufgehoben wurden. Der ganze Verlust der Armee betrug 4000 Mann.

Ueber Tauris hinaus erkrankten östlich nach einander die Bewohner von Ardebil, die des Districts der Salinen von Thalkan, so wie die der vorzüglichsten Städte an der Südküste des Kaspischen Meeres Rescht und Balfrusch. Gleichzeitig ging die Cholera in nordwestlicher Richtung nach Armenien, und befiel nach und nach Khoi, Erivan, Kars, Erzerum und eine Menge kleinerer Stadte.

Die Sterblichkeit in diesen Gegenden war nur unbedeutend. In Erzerum starben nach der Angabe des *Dom Bournas,* der an Ort und Stelle war, von mehr als 200,000 Einwohnern nur 350. In Kars gab es nur 80 Todte, während in Erivan dagegen ein Fünftheil der Bevölkerung unterlag. Es starb wenigstens ein Individuum in jeder Familie.

1823.

In Indien brach die Cholera, in diesem Jahre, in Calcutta im Monat März aus, und tödtete in der Stadt 351 Hindus; die Krankheit ward aber schnell den benachbarten Städten mitgetheilt. Der Missionär und berühmte Orientalist *Williams Ward*, brachte sie nach Serampore, wo er in 24 Stunden starb. In Nagpur brach die Krankheit im Mai unter den Eingebornen aus; ein einziger Engländer ward angesteckt. In Kampti setzte sie sich hauptsächlich in den Bazars (Kaufmannsläden) fest, und wer sie besuchte, ward gewöhnlich von der Krankheit befallen. Die Bestürzung ergriff die ganze Bevölkerung, und die Dorfbewohner flüchteten in die Wälder.

Ausser den benannten Orten in der Präsidentschaft Calcutta, befiel die Cholera noch die Stadt Jaulnah, wo viele Einwohner erkrankten.

Während in der Präsidentschaft Bombay die Cholera in diesem Jahre nur in der Hauptstadt ausbrach, ohne jedoch besonders bösartig zu werden, erschien sie in der Präsidentschaft Madras bereits im Januar in Trichinoply, im Februar in Chingleput und Poonamali, im Mai in Vepery und St. Thomas, im Juni in Cuddalore und Arcot, im August am Kap Tinderanum, im September in Madras, und im December in Bangalore unter den Officieren der Division von Hyderabad. Zwei Regimenter, welche nach Kulladgi marschirten, waren von ihr ergriffen, und verloren während des Marsches viel Seapoys.

Es ist bemerkenswerth, dass die Verbreitung der Krankheit in diesem Jahre, bei dem 6ten Ausbruch in Madras, abzunehmen schien, ohne deshalb von ihrer mörderischen Wuth zu verlieren. Die Armee, die aus 11,000 Europäern und 71,000 Eingebornen bestand, hatte zwar nur 1057 Cholerakranke, oder 1 auf 82 Soldaten, allein es starben hiervon 389, oder viel uber ein Drittheil der Erkrankten.

Der Krieg gegen die Birmanen vermehrte die Communication zwischen Bengalen und dem Birmanischen Reiche, und verursachte, dass die Cholera durch die Truppen, sowohl zu Wasser als zu Lande, aufs Neue dahin gebracht wurde. Ein Detaschement, von dem die Offiziere starben, brachte sie in diesem Jahre nach Assam, wo die Krankheit nach 5 Monaten aufhörte, ungeachtet die Bevölkerung damals an Hungersnoth und einer schrecklichen Ueberschwemmung litt.

Ein trauriges Ereigniss lieferte den Beweis, wie verderblich das Beisammensein einer grossen Menschenmasse ist, wenn der Keim einer ansteckenden Krankheit in einem Lande existirt. Es waren in diesem Jahre 26,000 Arbeiter beschäftiget, den Schiffahrts-Kanal von Cochinchina, und dem benachbarten Königreiche Cambodge zu eröffnen, als die Cholera unter ihnen ausbrach und 7000 von ihnen tödtete.

Im Chinesischen Reiche herrschte die Krankheit auch in diesem Jahre mit gleicher Heftigkeit zu Peking. Man sah öfters die Menschen auf der Strasse, gehend oder reitend, niedersinken und in wenig Stunden unter Krämpfen ihren Geist aufgeben.

Oestlich erschien die Cholera in diesem Jahre auch noch auf der Insel Celebes und dem Archipelagus der Molucken, wohin sie durch Handelsschiffe von Java gebracht wurde. Nach Amboina kam sie gegen Ende April, und brach unter denselben Erscheinungen wie in Bengalen aus. Die Ergriffenen starben in wenig Stunden, ja man wollte bemerken, dass Starke eher unterlagen, als Schwächere. Es kamen im Anfange 9 Todte auf 21 Kranke;

bei dem Nachlassen der Krankheit rechnete man 1 Todten auf 17 Erkrankte. In dem schönen, sehr rein gehaltenen Hospital gab es nur 62 Todte.

In Macassar auf der Insel Celebes raffte die Cholera in kurzer Zeit 500 von 1000 Menschen der Bevölkerung weg; selten dauerte die Krankheit länger als 3 Stunden.

Verfolgen wir jetzt den Gang der Cholera in ihrem Fortschreiten in Persien, Syrien und über die Grenzen des Russischen Reichs.

In Tauris war im Juni eine ausserordentliche Sterblichkeit. Die Einwohner schrieben es einem neuen Ausbruch der Cholera zu. Nach officiellen Angaben starben täglich 60 Personen, allein man erklärte, dass die Krankheit blos ein Fieber, durch die ausserordentliche Hitze verursacht, sei, und dass die Cholera keinen Theil daran habe.

Am Kaspischen Meere brach die Krankheit bereits im Marz an der Südküste desselben und in einigen, der Russischen Grenze ganz nahe gelegenen Districten aus, und im Mai bemerkte man die Krankheit in der Russischen Provinz Schirwan, zuerst in der Gegend des Talischinskischen Kanals, in der Ebene Magal. In einem Dorfe des Kravamskischen Distrikts erkrankten 10 Menschen. In dem befestigten, am Kaspischen Meere gelegenen Städtchen Lenkoran erkrankten am 17 Juni zwei Soldaten, ein Matrose und ein Fischer. Am 1sten Juli erschien die Cholera in dem 5 Werste entfernten Dorfe Kurgalan in einem Hause. Hier wurden in 5 Tagen 7 Personen beiderlei Geschlechts befallen, aber schon in der Mitte Juli war nichts weiter in der Umgegend von Lenkoran von der Krankheit zu bemerken, dagegen erschien sie am 4. Juli in Salian mit 2000 Einwohnern, von denen jedoch nur 30 starben, und auf den Inseln am

Ausflusse des Kur. Wer fliehen konnte, zog sich in die Gebirge, von den Zurückgebliebenen starben mehrere.

Aufwärts am Flusse Kur ergaben sich immer progressiv dieselben Krankheitsfalle. Am 13. August erkrankten plötzlich von den auf der Ebene lagernden Landleuten eine grosse Zahl, und es starben 41 Menschen. Weniger heftig war der Ausbruch zu Schamachi, das schon etwas höher gegen die Oseten hin liegt. Hier starben bei 6000 Einwohnern von 11 Erkrankten keiner.

Durch Klüfte und Thäler zog sich die Cholera auch bis zu dem Städtchen Kuschi hinauf.

In Baku, einer Stadt von 12,000 Persischen Einwohnern und ungefähr 800 Russen, starb zuerst ein Perser, an demselben Tage aber auch noch ein Russe, der so eben angekommen, Melonen und Früchte genossen, und bald darauf gebadet hatte, dieser gab, kaum aus dem Bade gestiegen, seinen Geist auf. Man wollte hier besonders bemerken, dass Excesse in der Diät sehr zur Cholera disponiren, besonders schienen nächtliche Gelage im Freien gefahrlich, und an einem Volksfeste der Perser, welches sie mit Schmausen und Jubel feierten, starben noch an dem Versammlungsorte 15 Personen. Auch in den benachbarten Dörfern nahm, nach diesem Feste, die Zahl der Krankheiten sogleich zu. Die Menschen fielen auf der Strasse während des Sprechens ohne Bewusstsein zu Boden, starr und steif, mit krampfhaft verzerrten Gliedern. Andere bekamen zuvor Uebelkeiten, Kopfweh und Erbrechen. Sogleich auf der Strasse begannen die Perser die Behandlung, indem Alles darauf ankam, dass man gleich im Anfange recht thätig eingriff. Der Kranke wurde schnell entkleidet, mit kaltem Wasser übergossen und nachdrücklich frottirt.

Zehn und mehrere Personen verrichteten diese Manipulation an demselben Kranken 2 bis 3 Stunden lang, während immer wieder von Neuem kaltes Wasser übergegossen wurde. Jeder nahm sich des Erkrankten an, man eilte wie bei einem Feuerlärm mit Wassereimern herbei; wer vom Frottiren ermüdet war, machte einem Andern Platz. Erkrankte Jemand zu Hause, so rief er vom Dache herunter um Hülfe, worauf Alles auf ein solches Haus zueilte. Abends, sobald es kühl wurde, hutete sich Jedermann, das Haus zu verlassen. Es ist zu bedauern, dass man die Zahl der Erkrankten und Geretteten nicht weiss, das Verhaltniss der letztern soll jedoch hier grösser als zu Astrachan gewesen sein, wo sie am 27. September ausbrach. Die Russische Flotille wurde zuerst davon ergriffen, welcher Umstand es höchst wahrscheinlich macht, dass die Krankheit durch die Schiffsequipagen, welche aus angesteckten Persischen Häfen kamen, nach Astrachan gebracht wurde.

In dieser Hauptstadt der Russischen Provinz gleiches Namens, mit 70,000 Einwohnern, starben die Menschen ebenfalls oft schon nach 3 Stunden. Die Zahl der hier Verstorbenen betrug doch nur nach einigen Angaben 144, nach andern 200. In Krasnoi Jar, mit 2000 Einwohnern, wo die Krankheit den 4. October ausbrach, starben 27. Die Hospitäler, besonders das Seehospital, hatte um diese Zeit und bis zum Jahresschlusse weniger Kranke gegen andere Jahre. Zu Astrachan dauerte die Krankheit einen ganzen, zu Krasnoi Jar einen halben Monat.

In wiefern die von den Medicinalbehörden Russlands getroffenen Anstalten bei diesem ersten Ausbruch der Cholera in jener Gegend, der weitern Ausbreitung der Krankheit entgegengewirkt haben, oder ob dieselbe durch besondere atmosphärische oder sonstige Lokal-Verhältnisse bis zum Jahre 1830 gebunden gehalten worden, kann nicht nachgewiesen werden.

In Syrien brach die Cholera in diesem Jahre am 10. Juni im Paschalik Trablos (Tripoli), am Mittelländischen Meere, und am 20. August zu Antiochien und dessen Umgegend aus. In Antiochien und Gese-el-Chours, welche tief liegen und wenig Luftzug haben, wüthete die Krankheit 30 Tage lang schrecklich; fast alle Erkrankte starben 2 Stunden nachher, nachdem das Erbrechen angefangen hatte. Die Einwohner der benachbarten Orte, oder solche, welche in der Verbindungslinie von einer Stadt zur andern lagen, wurden ebenfalls angesteckt, besonders die volkreichen Dörfer, welche zwischen Antiochia, Tortosa, Ladikieh und Aleppo liegen.

Ende Juli kam die Cholera in der Richtung gegen Karamanien über Sarkin nach den Mundungen des Orontes, Arsous, dem Kan Karamond am Fusse des Beylan und dem Meerbusen von Alexandrette. Das hohe Gebirge von Beylan hielt sie nicht auf, und mit den Fliehenden gelangte sie in die Städte Adene und Tarsus, von wo aus ihr der Weg nach Anatolien offen war.

Während dieser Zeit ging die Cholera das Thal des Orontes hinauf und am Fusse des Libanon bis Meserib hin, und bedrohte also Palästina und die Seeverbindung von Saint Jean - d'Acre, um in Aegypten einzudringen. Gleichzeitig verbreitete sie sich mehr im Innern von Syrien gegen Süden, auf dem Wege, welchen die Karavanen von Antiochia nehmen, über Famiah, Hamah und Homs gegen Damask. Die Herbstkälte verhinderte die Krankheit, sich über die Orte, in welche sie unmittelbar eingeschleppt war, noch weiter zu verbreiten. Damask, welches verschont blieb, war in grosser Bestürzung und Schrekken, da die Cholera bereits in dem nahegelegenen Damir bedeutende Verwustungen anrichtete.

Auch hier, am Endpunkte der Verbreitung gegen Süden, zeigte die Krankheit ganz dieselben Erscheinungen, denselben schnellen Verlauf. Am 9. Juli wurden zu Swedie, auf einem Gute eines Engländers, in einem Augenblicke 20 junge starke Araber auf dem Felde, wo sie mäheten, unter dem Aufschrei: meine Gedärme! befallen. Erbrechen und Diarrhoe währten drei Stunden; keiner erlebte den andern Tag. In Antiochia und der Gegend von Ladikieh fand sich der Tod gewöhnlich zwei Stunden nach dem Anfang des Erbrechens ein. Beim ersten Ausbruch der Cholera zeigte sich alle menschliche Hülfe vergeblich; bloss gegen das Ende derselben hat man durch reichliches Aderlassen an beiden Armen, durch Fussbäder und Pflanzenabkochungen einen und den andern retten können.

Von zehn Städten Syriens, wo die Cholera in diesem Jahre herrschte, sind die des Paschaliks von Trablos die einzigen, von denen man die Sterblichkeit kennt. Die Stadt dieses Namens, welche 15000 Einwohner zählt, hatte nur 5 Todesfälle auf 31 Kranke; Tortosa auf 123 Erkrankte 39 Todte und Ladikieh bei einer Bevölkerung von 6000 Seelen, auf 511 Kranke 63 Todte. Die benachbarten Dörfer verloren von 715 Kranken 249 Personen.

Nach diesen von *Guys* gesammelten Nachrichten hatte dieses Paschalik, welches mit 27000 Menschen bevölkert ist, in diesem Jahre 1400 oder ein Zwanzigtheil der Einwohnerzahl an Cholerakranken, von denen 360 oder ein Viertheil starben.

Man muss diese Nachrichten jedoch als sehr unter der Wirklichkeit betrachten, weil die Flucht eine

Menge Menschen, die in der Berechnung der Volksmenge mit inbegriffen sind, vor der Ansteckung bewahrt hatte, und weil andererseits bei diesem grossen und allgemeinen Unglücke eine Menge Opfer unbekannt blieben. Diese Vermuthungen sind durch Privatbeobachtungen im Innern der Familien unterstützt Herr *Guys* sah in Ladikieh die Cholera in ein Haus eindringen, wo alle Bewohner davon befallen wurden und 2 auf 5 starben, und es gab hier, nach der Versicherung des Hafen-Kapitains, Fälle, wo von 12 Personen, welche zusammen wohnten, 6 bis 8 starben. In Gesre und Antiochia war die Sterblichkeit noch viel grösser.

1 8 2 4.

In Indien zeigte sich die Cholera in diesem Jahre bereits im Februar in Calcutta. Im April und Mai machte sie daselbst bedeutende Fortschritte und tödtete eine Menge Personen aller Klassen: Geistliche, Alte, Junge, Weiber und Kinder. In einem Zeitraum von 28 Tagen rechnete man in einem einzigen Stadtviertel von Calcutta 331 an der Cholera Verstorbene. Die oberste Gerichtsperson, Sir *Christoph Puller*, starb ebenfalls, so wie mehrere vornehme Männer.

Ausserdem herrschte die Krankheit noch in Serampore, Kampti, Bellary Jaulna und Nagpore.

In der Präsidentschaft Bombay erschien sie bloss in dieser Hauptstadt und unter den Artilleristen von BisculIah.

In der Präsidentschaft Madras brach die Cholera im März in Vellore, im April in Jaulnah, im Mai in Burrah-Sotanah, Kilpaulk, St. Thomas, Wallajahbad, im Lager von Bougrecottah und in Madras aus. In letzterer Stadt war sie ungemein mörderisch, währte bis

bis zu Ende des Monats Juni und tödtete viele Männer von hohem Stande. Im September wurde die Krankheit wieder heftig; sie ergriff die Mannschaft der beiden im Hafen liegenden Kriegsschiffe, des Liffry und des Alligator, und wüthete daselbst so, dass man Befehl gab, sogleich die Anker zu lichten, in der Hoffnung die Mannschaft, wie es bei dem gelben Fieber der Fall ist, dadurch zu retten.

Nach dem Ausbruch der Cholera von 1824 fing eine von jenen merkwürdigen Unterbrechungen der Krankheit an, welche beweisen, dass die Cholera nicht von örtlichen Ursachen herrührt. Madras erfreute sich während zwei und einem halben Jahre der vollkommensten Gesundheit.

Ausser im Vorderindien herrschte die Cholera wieder bedeutend im Reiche der Birmanen. Die Englische Expedition gegen Rangoon, einer der Hauptstädte dieses Landes, litt bedeutend durch diese Krankheit.

Auch auf der Insel Java erfolgte in diesem Jahre ein neuer Ausbruch derselben.

Die Erfahrung der letzten Jahre, in der asiatischen Turkei sowohl als in Persien, hatten bewiesen, dass die Cholera in den Orten, wo sie zum ersten Male erschien, immer im Spätsommer ausbrach, jedoch wenig Kranke wegraffte, dagegen bald nach dem darauf folgenden Winter wiederkehrte und stärkere Verheerungen anrichtete. Da nun weder in Syrien noch am kaspischen Meere dieser zweite Ausbruch irgend wo erfolgte, so überliess man sich dort der Hoffnung, die Krankheit sei auf die Gränze gelangt, auf welcher sie sich nicht zum zweiten Male zu äussern vermöge.

1825.

In Indien herrschte die Cholera im Januar in der Präsidentschaft Calcutta zu Berhampore, welches während der kältesten Jahreszeit sehr litt. Man sah voraus, dass die Stadt Calcutta nicht von ihr verschont bleiben würde, und Briefe vom 28. August, welche das Schiff Couronne mitbrachte, und die in den Courrier von London eingerückt wurden, besagen, dass damals bis zu 500 Menschen täglich starben. Die Krankheit herrschte noch im October, besonders unter den Eingebornen. Sie erreichte alle Theile des Ganges-Delta und hielt sich vorzuglich in Jessore auf, woselbst sie lange Zeit hindurch taglich 30 Menschen tödtete, und in Bankipore, wo sie auf dem Bazar mit grösster Heftigkeit ausbrach. In Benares starben 6000 Hindus und Muselmänner, und man schreibt diese grosse Sterblichkeit dem Zusammenflusse der Fremden zu, welche hier das Fest des Mohurrum begehen wollten. Die Bevölkerung suchte ihr Heil in der Flucht. Augenzeugen berichten, dass eine Unzahl Leichname im Ganges schwammen, die von den Hunden und Raubvögeln zerfleischt waren. Im September überzog die Krankheit eine Menge Städte, unter denen Ghazepoore, Chunar, Futtyghur, Mizapore, Kushbad, Dinapore u. s. w.

In der Präsidentschaft Bombay hoffte man, bei der grossen Kälte, welche daselbst zu Anfang dieses Jahres herrschte, gänzlich von der Cholera verschont zu bleiben. Den 2. Januar um 2 Uhr Nachmittags stand der Thermometer in der Festung der Hauptstadt bis über 22,67 Centigrade unter dem Gefrierpunkte. Allein dic Krankheit widerstand der Kälte, und man hörte bald durch die officiellen Journale, dass sie in Indore und Surate wieder ausgebrochen sei, und dass in beiden Städten täglich eine Menge Hindus starben.

In Bombay brach sie nun ebenfalls aus, und dauerte daselbst und in den Umgebungen 3 Monate. Die Ansteckung verbreitete sich vom Monat Juni bis zum October über den grössten Theil dieser Präsidentschaft. Die um Bombay liegenden Truppen litten viel, besonders zwei ganz kürzlich aus Europa gekommene Regimenter. In dem Lager von Mhow herrschte die Cholera 30 Tage lang und nahm sodann ab; sie war den ganzen Sommer über in Kattywar und Mondavia unter den von Bombay gekommenen Truppen, von denen mehrere Offiziere starben. Sie drang bis Cutch vor, und entvölkerte Damaun. Endlich empfand das Land der Mahratten in allen seinen Städten und Dörfern die ganze Wuth der Krankheit, vorzüglich Belgum und Colapore, woselbst in 4 Tagen 1200 Menschen starben.

Im Birmanischen Reiche herrschte auch in diesem Jahre die Cholera mit gleicher Heftigkeit. Der Kapitain des Schiffs *Windsor-Castle* und der Major *Yates* wurden Opfer derselben, und man musste das Mittel ergreifen, die Truppen, deren Gegenwart nicht unumgänglich nöthig war am Bord der Schiffe zu lassen, welche den Irowaddy hinauf fuhren. Die Schiffe, welche von Calcutta kamen, waren bisweilen so angesteckt, dass sie vor ihrem Eintreffen einen grossen Theil ihrer Mannschaft verloren hatten.

In Aracan wurde die Krankheit im Monat August, besonders in Chittagong und unter den Mugs, äusserst heftig. Man wünschte sich Glück, dass in den Spitälern bloss ein Sechstheil der Englischen Armee lag.

Auch auf Java kam die Cholera in diesem Jahre in einzelnen Districten vor.

Auf der Insel Celebes herrschte sie ebenfalls. und es scheint, dass die holländischen Truppen durch sie, bei den Expeditionen, welche sie zu Macassar unternahmen, bedeutend litten.

In China wüthete die Cholera mit gleicher Stärke fort, und Briefe aus Irkutzk in Sibirien schrieben dieser in den nördlichen Provinzen Chinas im Jahre 1825 grassirenden Krankheit, die plötzliche Abnahme des Russischen Handels auf dem Hauptmarkt von Kiachta, so wie die kürzlich von den Kaufleuten beider Reiche erlittenen Verluste und den schlechten Fortgang der berühmten Messe zu Nischny-Nowgorod, zu.

In den westlichen Ländern Asiens kamen in diesem Jahre keine Ausbrüche der Cholera vor.

1826.

In Indien war in der Präsidentschaft Calcutta die Cholera im vorigen Jahre mit dem Eintritt der Kälte verschwunden, kam aber in diesem Jahre bei der beginnenden Frühlingswärme wieder zum Vorschein. In Benares, welches sie im vorigen Jahre verwüstet hatte, erschien sie am 15. April und raffte den hundertsten Theil der Bevölkerung dieser grossen Stadt weg. In Calcutta brach sie im Monat Mai aus, und verursachte vorzüglich unter den Hindus grosse Sterblichkeit. Die Landbewohner verliessen ihre Dörfer beim Heranrücken der Krankheit, und die Erfahrung machte die Redensart zum Sprichwort: „Wer entflieht, lebt." Patna am Ganges, wurde ebenfalls von der Cholera ergriffen, auf welche in diesem Jahre der Winter nicht seine heilsame Kraft äusserte, sie zu unterdrücken.

Während in der Präsidentschaft Madras auch in diesem Jahre keine Ausbrüche der Cholera vorkamen, erschien sie in der Präsidentschaft Bombay mit den ersten heissen Tagen wieder in einigen Orten, die sie früher heimgesucht hatte. Eines ihrer ersten Opfer war der Major *Groy* in Amedabad, ein ausgezeichneter Offizier, der sich durch Einnahme und Zerstörung der Seeräuberstadt Russel-Khyma, im Persischen Meerbusen, bekannt gemacht hatte.

Im April brach die Cholera in Mhow mit der grössten Heftigkeit aus. Hier, so wie überall, wo sie erschien, flohen die Einwohner aus ihren Wohnsitzen in Masse, ebenso herrschte sie in Baroda und in der ganzen Landschaft Guzarate tödtlicher als je.

In China war die Cholera in furchtbarem Fortschreiten. Ein Brief des Russischen Zolldirectors in Kiachta, vom 27. April 1827 berichtet, dass die Krankheit im vorhergehenden Jahre, in der Chinesischen Tartarei, bis jenseit der grossen Mauer vorgedrungen sei, und dass sie einen Theil der Bevölkerung der Stadt Kuku-Choton weggerafft habe, welche an der grossen Wüste Shamo liegt.

Auch hierher hatte sich die Cholera den Weg durch den Waarenverkehr gebahnt, indem diese Stadt ein Hauptstapelplatz des Handels für China ist.

1827.

In Indien brach die Krankheit in diesem Jahre in der Präsidentschaft Calcutta am 25. Januar unter dem 59sten Regimente aus, welches vom Fort William bei Calcutta abmarschirte, und verlor auf dem Marsche 15 Mann. Zu derselben Zeit erschien sie auf dem Schiffe der Ostindischen Kompagnie, dem Waren Hastings, das vor der Festung vor Anker lag, und tödtete einen grossen Theil der Bemannung. Obgleich dieses Fahrzeug den Ganges hinunter ins Meer ging, so verbreitete sich doch die Krankheit in Calcutta und seinen Umgebungen, und ergriff, nachdem sie im Monat März 800 Hindus getödtet hatte, auch die Europäische Bevölkerung. Im Monat Mai raffte die Cholera hier täglich 40 Menschen in den Indischen Quartieren weg; im October währte sie noch fort und ergriff sogar die Hunde, weshalb man eine Menge tödtete.

Die Ursachen der Entstehung der Cholera blieben fortwährend einer Menge Vermuthungen unterworfen, die Europäer behaupteten, sie entstehe durch die Sommerhitze und darauffolgende kalten Nächte, die Hindus schrieben sie dem Kali, dem Gott der Begräbnissplätze zu, der über das Aufhören der Menschenopfer erzürnt sei.

In Palcala wollte sich eine Indische Frau mit dem Leichname ihres, an der Cholera verstorbenen Mannes verbrennen lassen, allein der Rajah verweigerte die Erlaubniss dazu. Die Wittwe trat heftig gegen dieses Verbot auf und versicherte, dass sie sich, bei ihrem frühern Dasein bereits viermal mit ihrem Manne verbrannt habe, und wenn man es ihr dieses fünfte mal erlaube, so würde die Cholera noch vor Verlauf von 14 Tagen gänzlich aufhören. Durch diese Versicherung gewonnen, erlaubte ihr der Rajah, sich zu verbrennen.

Unter mehreren andern Orten grassirte die Cholere seit dem Monat April, in Jessore und Moorshedabad. In Jeypur, Jubulpore, Rewa und Saugor, wo alle Dörfer verlassen wurden, herrschte sie ebenfalls. In Nusseerabad befiel sie die Englischen Truppen und in Karnal starben mehrere Offiziere.

Die Krankheit zeigte sich selbst auf den bedeutenden Hügeln, der dem Himelaga nahe liegenden Districte. Jedoch glaubt der Dr. *Gowan*, der diesen

Ausbruch, in einem Memoire, welches er der medizinischen Gesellschaft von Calcutta mittheilte, beschrieb, mit Zuverlässigkeit versichern zu können, dass die Cholera die Höhe von 6500 Fuss über die Meeresfläche nicht überstiegen habe; wenigstens sind bis jetzt die Berge von Nilgherry, welche Misore in der Mitte der Indischen Halbinsel begrenzen, von der Cholera verschont geblieben, welche die Ebene von Coimbatore, am Fusse derselben, verheerte. Diese Berge erheben sich 8700 Fuss über die Meeresfläche und die Bewohner leben wenigstens auf einer Höhe von 5000 Fuss.

In Berhampore liess der Dr. *Mouet* von 94 Kranken 33 zur Ader, von diesen starben nur 7. Diese Krankheit, sagt dieser Arzt, ist heute noch eben so unbekannt, unerklärlich, und schwer zu behandeln, als bei ihrem ersten Erscheinen

Als die Cholera das in Berhampore in Garnison stehende 14te Infanterie-Regiment befiel, war ihr erstes Opfer die auf dem Bazar stehende Schildwache. Nun erkrankten nach und nach mehrere, in 13 Tagen 94 Menschen, wovon 20 starben, von denen man 6 zur Ader gelassen hatte. Im Widerspruch mit der allgemeinen Meinung, ward aber kein Unmässiger oder Schwelger von der Krankheit befallen.

In der nordwestlichen Spitze von Indien erschien die Cholera in der Provinz Lahore und in der Hauptstadt gleiches Namens mit 100,000 Einwohnern. Das Volk suchte das Uebel durch religieuse und fromme Mittel abzuwenden; allein der Maharga Runjeet Sing urtheilte richtiger über das Wesen der Krankheit, und verliess augenblicklich die Stadt, ging über den Fluss Raree und kampirte bei den Gärten von Kattel-Khan, wodurch er sich, so wie sein ganzes Gefolge, vor der mörderischen Wirkung der Cholera schützte, welche im Monat August schon 30,000 Menschen in und um Lahore weggerafft hatte. In der Mitte Septembers hatte die Krankheit noch nicht nachgelassen.

Auf diese Weise näherte sich nun auch die Cholera den Gränzen Europa's auf dem Wege, welchen die Karavanen Indiens nahmen, indem sie durch die Thäler von Lahore, Cashgar und Kabul, weiter über Balkh und Buchara gehen.

Während die Provinzen der Präsidentschaft Bombay in diesem Jahre von der Cholera befreit blieben und nur die Hauptstadt davon befallen wurde, erschien die Krankheit aufs neue in der Präsidentschaft Madras, welche seit dem Jahre 1824 gänzlich von ihrem Verheeren verschont geblieben war.

Im Monat März wurden die Truppenkorps im Lager zusammengezogen, um den Rajah von Kalapore zu unterwerfen; die Hitze war unter den Zelten 30 Centigrad, und doch zeigte sich die Cholera nicht. Allein in den ersten Tagen des Juli brach sie plötzlich in Jaulnah, Hyderabad, Husserabad &c. aus. Der Gouverneur von Madras, Sir *Thomas Munro*, bereiste eben seine Präsidentschaft. Als er in Puttycondah, einem Dorfe in der Nahe von Gooty angekommen war, empfand er die ersten Symptome der Cholera beim Frühstück. Sie liessen einen Augenblick nach, und als er bemerkte, dass sein Secretair neben ihm sass, sagte er ihm, er möge sich vor ihm entfernen, und setzte hinzu: „Ich bin ein angesteckter Mann!" Er starb denselben Abend um 10 Uhr.

In China dauerte die Cholera zu Kuku-Choton noch bis spät im Februar fort, wo sie endigte. Im Bezirk Wampoa, nahe bei Canton, wo sich die Krankheit seit länger als einem Jahre nicht gezeigt hatte, war die Sterblichkeit wieder gross. Auch in China folgte die Cholera den Verbindungsstrassen und Transporten nach. Sie soll im Innern dieses Reiches zuerst in der Tatarei erschienen sein, sich dann in einem nordwestlichen Theile desselben gezeigt, und ihren Lauf südwärts genommen haben, indem sie gerade die Hälfte von denen, welche sie befiel, tödtete.

Der Russische Gouverneur des östlichen Sibiriens hatte im Mai dieses Jahres eine Conferenz mit dem Kommandanten der Chinesischen Grenze, um sich mit ihm über die Mittel zur Abwehrung der Cholera zu besprechen. Allein es kam zu keinem Entschlusse, da der Chinesische Kommandant behauptete, dass man dem Geschick nichts entgegensetzen könne, dass der Kaiser allein Gewalt darüber habe, und dass am Ende die durch die Krankheit verursachte Sterblichkeit den Nutzen habe, dass eine Menge Stellen und Würden dadurch vacant würden.

1828.

In der Präsidentschaft Calcutta herrschte die Cholera in diesem Jahre in Calcutta, Gooty und Benares, ferner in den gebirgigten Distrikten von Kemaon, Almorah und Chittagong, welche nach und nach von ihr verwüstet wurden. In Calcutta suchte man die Ursache ihres Ausbruchs in der Trockenheit der Luft. Die Wuth der Krankheit war heftiger als seit vielen Jahren, so dass eine Menge von Dörfern gänzlich entvölkert wurden.

Auch in der Präsidentschaft Bombay erschien die Cholera in diesem Jahre, besonders in den Städten Bombay und Puna. Die Aerzte schrieben diesen Ausbruch dem Mangel an Regen zu. Es scheint, dass der Gouverneur, Sir *John Malcolm*, diese Meinung nicht theilte; denn er beschloss, um die Truppen den Verwüstungen der Krankheit zu entziehen, sie fern von Bombay an einem gesündern Orte, auf irgend einem Berge, unter zu bringen. Die Krankheit wüthete in allen Klassen der Einwohner.

Ein Schiff der Ostindischen Kompagnie, der Abercombie-Robinson, war den 10. August, wo die Cholera in Bombay herrschte, von dort abgesegelt, und ward noch an demselben Tag von der Krankheit befallen. Es befand sich noch im Angesicht des Landes, als ein Schiffsjunge erkrankte. Den 12. war die Cholera allgemein am Bord, in 5 Tagen hatte die Bemannung 38 Kranke, von denen 24 starben. In einem einzigen Tage wurden 9 ins Meer geworfen. Alle Arzneien waren gänzlich fruchtlos und die Lebenskräfte schienen vom ersten Augenblick des Anfalls an vom Grunde aus zerstört zu sein. Das Wetter war dabei schön, die Hitze mässig und auf dem Schiffe, so wie bei der Mannschaft alles in der höchsten Ordnung. Eine traurige Verblendung erzeugte den Glauben, dass die Feuchtigkeit der Luft Schuld an dem Uebel sei, deshalb verschloss man alle Lucken und Oeffnungen, verhinderte so den Luftzug und vermehrte dadurch die Hitze im Innern des Schiffes. Diese Maasregeln begünstigten die Verbreitung der Krankheit, die zwei Drittheil von den Befallenen wegraffte.

In der Präsidentschaft Madras erschien die Cholera nicht, wie man es gefürchtet hatte, in den ersten Monaten dieses Jahres. Man schrieb dieses einem äusserst heftigen Sturme zu, der die Bäume rings um Madras entwurzelte und dadurch einen freien Luftzug geöffnet hatte. Die Anstalten des Gesundheits-Komitee, zu Reinhaltung der öffentlichen Orte, ward auch zu diesen günstigen Ursachen gerechnet, allein die Erscheinung der Krankheit im Monat August machte diese Vermuthungen zu nichte. Die Cholera befiel in Madras eine grosse Menge Europäer, und verbreitete sich nach Pallamcottah, Vepery, Walahjahbad und Trichinopoly, woselbst sie bis zum Dezember fortdauerte.

Es fehlt an Nachrichten wie weit die Cholera sich in der Mandschurei, Mongolei, Tibet, der Bucharey und in den Kirgisischen Steppen verbreitet hat, nur so viel wissen wir dass sie in diesem Jahre in der Bucharey, namentlich in Buchara wuthete, und von da zu den Kirgisen kam.

1829.

Auf der Indischen Halbinsel scheinen in diesem Jahre keine neuen Ausbruche der Cholera in der Präsidentschaft Calcutta erfolgt zu sein, wenigstens ist darüber nichts bekannt worden. Dasselbe war auch in der Prasidentschaft Bombay der Fall, wo sie blos in der Hauptstadt erschien. In der Prasidentschaft Madras brach sie nicht, wie man befürchtet hatte, im Frühjahr in der Hauptstadt, dagegen aber im Monat Marz und April in Madura, Verdaputty und Royapettah aus.

Ueber den Stand der Krankheit in den östlichen Ländern Asiens in diesem Jahre, sind keine Nachrichten vorhanden.

In Persien erfolgte ein neuer Ausbruch derselben. Teheran, welches auf Befehl des dasigen Hofes alle Communication mit den angesteckten Orten aufgehoben und den Karavanen den Eintritt in die Stadt untersagt hatte, war seit dem Jahre 1821 von der Cholera befreit geblieben. Eine unbegreifliche Sorglosigkeit hatte später die in dieser Hinsicht getroffenen Massregeln gelahmt; dies war der Grund, warum in diesem Jahre im October die Krankheit daselbst ausbrach, und bis zum Winter fortdauerte.

In den letzten 6 Jahren hatte die Cholera bereits versucht, in Russland einzudringen. Westlich gelang es ihr von Persien aus, im Jahre 1823 einen Theil der Russischen Provinz Schirwan, und von da aus durch die Russische Flotille auf dem Kaspischen Meere, welche von der Krankheit zuerst mit ergriffen wurde, die Stadt Astrachan mit ihren nächsten Umgebungen heimzusuchen. Oestlich war sie im Jahre 1827 in China bis Kuku-Choton gegen die Grenze Sibiriens vorgerückt, und wenn es ihr nicht gelang, diese zu erreichen, so lag der Grund wohl in dem rauhen Klima und dem Umstande, dass die Chinesischen Kaufleute mit ihren Waaren nicht im Sommer, sondern in der kalten Jahreszeit nach Kiachta, dem Russischen Grenzorte, wo der Tauschhandel zwischen den beiden grössten Ländern der Welt statt findet, kommen.

Auf einem andern Wege aber überschritt die Cholera in diesem Jahre die Russischen Grenzen und drang in das Gouvernement Orenburg ein. Der Weg dahin wurde ihr durch die Karavanen gebahnt, welche die Waaren aus Indien, China, Tibet und Cabul, quer durch die Steppen der Bucharey nach Orenburg und zur Messe nach Nischny-Nowgorod bringen, und man bemerkte die Krankheit auch zuerst in den Orten, wo die Kaufleute einzukehren pflegen.

In der Stadt Orenburg, mit 24,000 Einwohnern, worunter 5000 Tataren, erschien sie am 26 August. Im Militairspital gab es 299 und in der Stadt und den Vorstädten 401 Cholerakranke. Von ersteren starben 79 von letzteren 121. In der Festung Rasüpna erkrankten 305, davon starben 19; im Flecken Seitowsk starben von 509 Erkrankten 217. In der Festung Nischneiosernoi betrug die Zahl der Kranken 203 und die der Gestorbenen 7. Im ganzen

Gouvernement waren bis zum Ende des Jahres 3155 Personen erkrankt, davon 2448 genesen und 687 gestorben sind.

1 8 3 0.

In Indien erschien die Cholera in diesem Jahre im Monat März in Calcutta, und tödtete mehrere Europäer, hauptsächlich Beamte. Dann ward sie schwächer; allein im Monat October erschien sie aufs Neue und um so heftiger. Ein Regiment, welches von Madras kam, ward gleich nach seinem Einrücken von der Cholera befallen, und hatte bedeutenden Verlust. In Jessore war die Sterblichkeit ebenfalls beträchtlich.

In der Präsidentschaft Bombay erschien die Krankheit im Monat Januar zu einer hier ungewöhnlichen Zeit, in Poonah und der Stadt Jaulnah und tödtete viele Soldaten. Im Monat August brach sie in Bombay aus, und verbreitete sich in einer grossen Menge von Städten und Dörfern, in Connan, Coluck, Woodepoor und Demann. Da die Einwohner bei dem ersten Ausbruch der Krankheit ihre Wohnplätze verliessen, so verminderte sich die Sterblichkeit bald. In der Präsidentschaft Madras ist nur ein Ausbruch der Cholera in diesem Jahre in Jaulnah bekannt geworden.

In den östlich von Indien gelegenen Ländern weiss man bloss, dass in diesem Jahre ein neuer mörderischer Ausbruch der Cholera die Philippinen verwüstete.

Ueber die wiederholten Ausbrüche und Verheerungen durch die Cholera in Ostindien fehlt es an genauen Nachrichten; selbst über die Zahl der Erkrankten und Gestorbenen zu Calcutta, dem Sitz des Gouvernements des Englischen Ostindiens, mangeln sichere Angaben. Nach dem Dr. *Conwel*, dessen Berichte grösstentheils bei der Präsidentschaft von Madras gesammelt worden sind, kann die Sterblichkeit auf der Indischen Halbinsel bei jedem jährlichen Ausbruche sich auf 20 vom 100 beim Militair und auf 6 vom 100 der Einwohner belaufen, oder sie ist bei der Armee wie 1 zu 5 und bei den Einwohnern ungefähr wie 1 zu 16. Die Bevölkerung der Brittischen Besitzungen in Ostindien betragt nach den officiellen Angaben 40 Millionen, die in den letzten Kriegen besiegten Länder nicht mitgerechnet. Dieser Schätzung zufolge, welche man als ein Minimum betrachten kann, würde die in Indostan durch die Cholera verursachte Sterblichkeit jährlich $2\frac{1}{2}$ Million Menschen betragen. Wenn man sie auf die Hälfte reducirt, weil die Krankheit bisweilen aufhörte, so betragen die Verheerungen dieser Geissel, in den schönsten Gegenden Indiens, während der 14 Jahre von 1817 bis 1830, einen Verlust von achtzehn Millionen Menschen. Wie ungeheuer gross würde man die Sterblichkeit durch die Cholera in dieser Zeit aber finden, wenn ihre mörderischen Wirkungen in den andern Gegenden des festen Landes und der Inseln Asiens bekannt wären, und man diese hinzurechnen wollte.

Verfolgen wir jetzt den Gang der Cholera während des Jahres 1830, wo sie die Grenzen Europas überschritt, bis in die alte Hauptstadt Russlands vordrang und sich selbst der Residenzstadt Petersburg näherte.

In Persien hatte der Winter den vorjährigen Ausbruch der Cholera zum Schweigen gebracht, allein in der Mitte Juni brach daselbst die Krankheit von Neuem aus, verbreitete sich am südlichen Ufer des Kaspischen Meeres und befiel die Städte Amul und Recht, die eine von 40,000, die andere von 60 bis 80,000 Einwohnern. Von hier kam sie nach Tauris, der Residenz des Prinzen Abbas-Mirza, wo sie grosse Verheerungen anrichtete. Ein Brief des Englischen Konsuls daselbst vom 2. August, gab die Zahl der in 20 Tagen an der Cholera Verstorbenen auf 6000 an.

Die Krankheit verbreitete sich nun von Dorf zu Dorf gegen Norden, und überschritt, indem sie in die Provinz Schirwan eindrang, die Grenzen des Russischen Reichs.

Ehe wir den Gang der Cholera von diesem Punkte aus nach Europa verfolgen, bemerken wir zuvor, dass die Krankheit im Gouvernement Orenburg, wohin sie bereits im vorigen Jahre auf einem andern Wege gelangt war, in diesem Jahre noch in der Stadt gleiches Namens bis zur Mitte Februar fort gedauert hatte. Es erkrankten noch 455 Personen, wovon 277 genasen und 178 starben. Seit dem Ausbruch der Cholera waren bis zum 13. Februar 1830, wo sie endete, im ganzen Gouvernement 3590 Menschen erkrankt, davon genasen 2725, und starben 865.

Als ein merkwürdiges Beispiel von der Ansteckungskraft aller Ausleerungen bei dieser Krankheit wird erzählt, dass ein orenburgischer Arzt, der die Gewohnheit hatte, zwei Hunde bei seinen Krankenbesuchen mitzubringen, diese auch mit zu einem von der Cholera befallenem nahm, wo dieselben das aus der geöffneten Ader auf den Fussboden spritzende Blut aufleckten, aber auch bald von heftigen Krämpfen befallen wurden, erkrankten und nach kurzer Zeit starben.

Nachdem die Cholera in diesem Jahre die Russische Grenze von Persien aus überschritten hatte, verbreitete sie sich allmählig über die kaukasische

Landenge. Gleichzeitig ging sie längs dem kaspischen Meere nach Astrachan und die Wolga hinauf. Eben so äusserte sie ihre Verheerungen an beiden Ufern des Zarak und verbreitete sich beinahe über das ganze kaukäsische Gebiet, drang in das Gouvernement Saratow und auch von hier aufs Neue in das Gouvernement Orenburg so wie in das Land der Donischen Kosaken. Von Saratow ging sie ferner nach den Gouvernements Pensa, Tambow, Simbirsk, Nischnei-Nowogrod, Kasan, Woronesch, Kursk, Kostroma, Riäsan, Moskau, Wladimir, Jaroslav, Wologda, Twer, Smolensk, Nowogrod, Kaluga, Tula und auf dem linken Ufer der Wolga in die Gouvernements Wiatka und Perm. Aus dem Lande der Donischen Kosaken verbreitete sie sich über die Gouvernements Jekaterinoslaw, Charkow, Kiew, Taurien, Podolien, Poltawa und Volhynien.

Nach dem Erscheinen der Cholera in den Russischen Provinzen wurden auf Befehl S. M. des Kaisers alle Massregeln gegen die Verbreitung derselben ergriffen. Ein Centralausschuss wurde gebildet und mit unbeschränkter Vollmacht von St. Petersburg nach den bedrohten Gegenden gesendet, wohin sich auch der Minister des Innern, *Sakrewski*, zur genauen Ausführung der getroffenen Massregeln begab.

Die Kaiserlich Russische Regierung erliess an alle Aerzte der gebildeten Welt eine Preisaufgabe über die Natur und Behandlung der Cholera, indem sie dem Verfasser der ausgezeichnetsten Abhandlung eine Belohnung von 25,000 Rubel Bankscheine zusicherte. Schon im Januar 1823 hatte bereits die Batavische Gesellschaft für Künste und Wissenschaften eine gleiche Aufgabe gestellt, die aber bisher unbeantwortet geblieben war.

Betrachten wir nun den Gang der Cholera in den

den einzelnen Provinzen und Gouvernements des Russischen Reichs im Jahre 1830.

Im Monat Juni kam die Cholera aus den persischen Städten Recht, Enseli und Tauris in die vormals persische, jetzt russische Provinz Schirvan und zeigte sich zuerst in den Fischereien des Salian-Gebiets. Von dort aus verbreitete sie sich allmählig über die Provinzen Armenien, Grusien, Imerettien, Dagestan, Awehasa und Kaukasien.

In Baku, Kuba, Derbent und Elisabethpol waren bis zum 2. August 4557 Menschen erkrankt, von denen 1665 starben, 2447 genasen und 457 noch krank waren. Aus dem Bezirk von Elisabethpol stieg die Krankheit den Kur hinauf und zeigte sich den 8. August in der Umgegend von Tiflis, der Hauptstadt der Provinz Grusien, mit 20,000 Einwohner, ohne die Garnison. Die Heftigkeit mit der sich die Cholera hier äusserte, machte alle Menschen muthlos; wer von ihr ergriffen wurde, erlag nach einigen Stunden. Man hielt die Krankheit nicht für ansteckend und glaubte sich auf hochgelegenen Punkten gesichert; mehr als zwei Drittheil der Bevölkerung verliess die Stadt und suchte in den Gebirgen eine Zuflucht. Bis zum 12. October sollen in Tiflis 2222 Menschen an der Cholera erkrankt, davon 1575 gestorben und 647 genesen sein. Nach einem Schreiben des französischen General-Consuls *Gamba*, starben aber bis zum 20. September 4000 Einwohner und 1000 Soldaten in der Stadt und Umgegend. In Baku, Talisch und Achalziki waren bis zum 3. October 1224 Menschen erkrankt, wovon 709 starben. In Grusien hatte die Krankheit am 21. October aufgehört, nur im Kreise Elisabethpol war sie noch hin und wieder vorhanden; im December erkrankten daselbst noch 32 Menschen, 25 genasen und 7 starben.

In der Provinz Imerettien war die Cholera in der Festung Redoute Kale und in der Provinz Awehasa an der Küste auf den zur Flotte des schwarzen Meeres gehörigen Schiffen. Am 6. November war sie aber auch hier vorüber.

In der Provinz Kaukasien herrsche die Cholera vorzüglich in Kisljär, am Kuma und am Terek. Bis zum 7. October waren daselbst 16,109 Menschen erkrankt, wovon 9373 gestorben, 5143 genesen und 1595 noch krank waren. Im Anfang December war die Provinz von der Krankheit, bis auf einige Dörfer im Bezirk Stawropol, wo sich noch schwache Spuren derselben fanden, ganz befreit. Genaue Angaben über die Zahl der Opfer dieser Krankheit in der benannten Provinz fehlen.

Einen andern Weg nahm die Cholera von Salian aus längs dem kaspischen Meere durch die Provinz Dagestan, nach dem Gouvernement Astrachan. Hier zeigten sich die ersten Kranken am 15. Juli auf einer Kriegsschaluppe, welche aus Baku gekommen war und 20 Meilen von Astrachan bei einem Dorfe geankert hatte. Die Krankheit verbreitete sich von hier nach und nach über das ganze Gouvernement. In Astrachan, der Gouvernementsstadt mit 30,000 Einwohnern,, ergriff sie auch die höhern Stände, was man früher nicht bemerkt hatte. Der Civilgouverneur, sein Sohn, der Polizeimeister und der grösste Theil der Polizeicommissarien, so wie ganze Familien aus den gebildeten Ständen, wurden ein Opfer derselben. Von 1229 Erkrankten unterlagen innerhalb 10 Tagen 433. Bis zum 8. September waren von der Cholera befallen 5912 Personen, wovon 4043 starben und 1869 genasen. Nach Privatnachrichten sollen jedoch in der Stadt Astrachan allein

7000, nach andern 9000 Menschen durch die Krankheit umgekommen sein.

Später waren nur noch Spuren der Cholera in den Bezirken Tschernoyar und bei den Ulanen von Erkentew wahrgenommen worden. Unter den Kalmücken und Kirgisen zeigte sich die Krankheit im Spatjahr aufs Neue. Sie wurden abgesperrt und erhielten Aerzte. Am Ende des Jahres war der Zustand höchst genugend.

Aus Astrachan verbreitete sich die Cholera in das Gouvernement Saratow, wo sie am 16. August erschien und in 3 Tagen 37 Kranke wegraffte. In Saratow, der Hauptstadt mit 12000 Einwohnern, waren nach Privatberichten bis zum 11. September 2170 Menschen an der Cholera gestorben. Hier soll Anfangs gar kein Kranker gerettet worden sein, Ende August aber doch 4 von 10. In der Stadt Zaritzin mit 2264 Einwohnern starb ein Drittheil der Bevölkerung. Bis zum 15. December, wo die Krankheit ihr Ende erreichte, waren im ganzen Gouvernement 11334 Menschen erkrankt, 6060 gestorben und 5274 genesen.

Einen neuen Beweis des Nutzens der Absperrung gab die Stadt Sarepta. Dieser Ort, bloss von Herrenhutern bewohnt, schloss sich ganz ab, und nicht ein einziges Individuum dieser nuchternen Gemeinde erkrankte, obschon rings um sie mehrere Dörfer ganz ausstarben.

Von Astrachan war die Cholera auch nach dem Gouvernement Orenburg vorgedrungen, wo sie erst seit dem Februar aufgehört hatte. Ihre erste Wirkung zeigte sich am 7. August in dem Städtchen Gurjew an der Orenburgischen Linie, auf einer Mündungsinsel des Ural am Kaspischen Meere. Von hier ging sie diesen Fluss hinauf nach Uralsk, dem Hauptorte der Uralischen Kosaken, mit 12000 Einwohnern; von da nach Basuluk und andern Kreisen des Orenburger Gouvernements.

Die Krankheit dauerte hier noch in den letzten Monaten des Jahres fort, doch war sie in Folge der getroffenen Maasregeln des Gouverneurs bei diesem erneuerten Ausbruch nicht bedeutend; bis zum 11. November erkrankten nur 67 Personen; später brach sie jedoch an einigen Orten wieder aus, doch fehlen die Angaben über die Zahl ihrer Opfer.

Am 19. August bemerkte man die Cholera in der Katschalinskischen Stanitza, von wo sie nach Neu Tscherkask, dem Hauptort des Landes der Donischen Kosaken, an einem Arme des Don, ging, und nach und nach alle Stanitzen und Kreise dieses Landes ergriff. Bis zum 21. September waren 303 und bis zum 5. October 1348 Menschen gestorben. In Neu Tscherkask waren bis zum 29. September von 614 Cholerakranken 418 gestorben und 191 genesen. Der Cordon um die Stadt wurde den 6. November aufgehoben. In Asow hörte die Krankheit nach dem 23. September auf. In Rastow starben bis zum 13. September von 47 Kranken 18. Den 24. desselben Monats wurde hier die Sperre aufgehoben. Es erkrankten, seit wann wird nicht angegeben, in diesem Lande bis zum 30. December 296 Personen, von welchen 136 starben. Ende December wurde der Cordon um das Gouvernement aufgelösst.

Einen andern Weg schlug die Cholera aus dem Saratowschen Gouvernement nach dem Gouvernement Pensa ein. Ihre Wirkung zeigte sich in der Hauptstadt gleiches Namens mit 10,000 Einwohner am 17. August. Bis zum 24. September waren hier bereits 249 von 405 Kranken gestorben. Ende September starben täglich nur noch ein bis zwei Menschen, und den 7. October wurde die Sperre der Stadt aufgehoben. In den übrigen Theilen des Gouvernements hatte sich die Krankheit nur schwach in den Bezirken von Mokschan, Saran, Tschembar und Gorotische gezeigt, und es waren uberhaupt bis zum 5. November, wo die Krankheit aufhörte, 915 erkrankt, wovon 555 starben und 360 genasen.

Im Gouvernement Tambow äusserte sich die Cholera, jedoch nur schwach, am 5. Septembe zuerst im Kreise Kirsanow, von wo sie nach Borissoglebsk uberging. In dem letzten Bezirk hatte das Dorf Albuchi 9 Einwohner verloren und 7 waren noch krank. Im ganzen Gouvernement erkrankten bis zum 13. December 127 Personen, von denen 69 starben und 58 genasen.

Im Gouvernement Riäsan erschien die Cholera zwar auch, doch gab es hier nur sehr wenig Kranke.

Den 8. September erschien die Cholera im Gouvernement Simbrisk, wo bis zum 12. desselben Monats 108 Personen davon befallen wurden, von denen 47 starben, die ubrigen aber noch krank waren. Bis zum 24. September waren in der Kreisstadt Samara an der Wolga mit 3500 Einwohnern 538 erkrankt, davon 226 gestorben und 146 geheilt. Im ganzen Gouvernement betrug die Zahl der Erkrankten bis zum 20, November 1199, wovon 576 starben, 621 genasen und 2 noch krank waren. Im December hatte die Krankheit aufgehört.

Gleichzeitig drang die Cholera auch in das Gouvernement Nischnij Nowgorod. In der Gouvernementsstadt gleiches Namens mit 10,000 Einwohnern, wo gerade die Messe gehalten wurde, waren seit dem 9ten September 17 Matrosen von den auf der Wolga stromaufwärts gekommenen Schiffen gestorben. Bis zum 20. November waren dort 1887 Menschen erkrankt, wovon 686 starben, 899 genasen und noch 2 krank waren. Die Hauptstellen, an denen sich ausser der Gouvernementsstadt die Cholera in diesem Gouvernement zeigte, waren der Bezirk Wasil, die Stadt Arsamas, das Dorf Pawlow im Bezirk Gorbatow, wo von 466 Kranken 233 starben, und die Stadt Balachna. Der Truppen-Cordon um das Gouvernement, wurde Ende December aufgehoben.

In der Gouvernementsstadt Kasan, mit 18,600 Einwohnern, worunter 1300 Tartaren, starben vom 9. September bis 18. October 366 Menschen. Im ganzen Gouvernement waren bis zum 25. December 2029 Menschen erkrankt; davon starben 1132, es genasen 856 und waren noch krank 41.

Ein Schreiben aus Kasan sagt, dass nach dem Erscheinen der Cholera sogleich alle öffentliche Anstalten, Gerichtsbehörden &c. geschlossen worden, und jeder Bürger seine Thüre verrammelt habe. Diess möge der Hauptgrund gewesen sein, warum daselbst nicht so viel Opfer weggerafft worden waren, wie z. B. in Astrachan. Dasselbe Schreiben giebt die Zahl der in Kasan an die Cholera Gestorbenen etwas über 2000 an.

Von hier verbreitete sich die Krankheit auch nach dem Gouvernement Wiätka. Bis zum 18. November wurden 36 Personen davon befallen, von denen 17 starben, 9 genasen und 10 noch krank waren. Auch in Malminisch war die Krankheit nicht unbedeutend.

Im Gouvernement Perm erkrankten im Militairspital der Gouvernementsstadt gleiches Namens und deren Gefängnisse, bis zum October 18 Menschen, von denen 15 starben und 3 genasen.

Im Gouvernement Woronesch begann die

Krankheit im September und dauerte bis zum 16. December. Von 119 Erkrankten, waren 57 gestorben und 62 genesen.

Zu derselben Zeit erschien sie auch im Bezirk Bielgorod des Gouvernements Kursk. Hier dauerte sie Ende December noch fort.

Im Gouvernement Kostroma begann die Cholera am 15. September. In dieser Zeit waren 430 Personen daran erkrankt, wovon 125 starben und 305 genasen. Die Sperre um das Gouvernement wurde Anfang December aufgehoben. Ausser der Gouvernementsstadt Kostroma an der Wolga mit 9000 Einwohnern, wurden von der Krankheit heimgesucht, die Orte Nerechta, Kinischna, Jurjewitz und Ples.

Aus dem Lande der Donischen Kosaken verbreitete sich die Cholera im September über das Gouvernement Jekaterinoslaw. Sie erschien zuerst in der Stadt Mariampol am 7. September. In dem gleichnamigen Kreise befiel sie besonders die Fischerei von Belosaraiskoja und die Dörfer Walchoi, Janslaw und Janisole, wo vom 9. October bis 6. November 158 Personen erkrankten, von welchen 59 starben. Im Slawenoserskischen Kreise erkrankten in 7 Dörfern 34 Menschen, von welchen 27 starben und 7 genasen. In der Stadt und dem Kreise Bachmut starben von 17 Erkrankten 13. In Taganrog zeigte sich die Krankheit Ende Septembers auf mehreren Schiffen auf der Rhede. Bis zum 12. October erkrankten in der Stadt 888 Personen, wovon 105 starben und 783 genasen. Im ganzen Bezirk Taganrog waren bis zum 25. October in Allem 944 an der Cholera erkrankt, 139 davon gestorben und 805 genesen. Besonders heimgesucht wurden noch die Kreise Rostow, Bachmut, (wo in der Kreisstadt von

106 Erkrankten 67 starben und 39 genasen) Alexandrow, Pawlogrod und Jekaterinoslaw. In letzterem Kreise waren in der Stadt Nikopol von 38 Erkrankten 33 gestorben. Im ganzen Gouvernement sind angeblich bis zum 26. December, wo die Krankheit endigte, 1404 Personen davon befallen worden, von denen 385 starben und 1019 genasen.

Im Gouvernement Ukraine (Charkow) brach die Cholera zuerst am 29. Aug. in der Kreisstadt Isjum mit 4300 Einwohnern aus. Hier erkrankten bis zum 10. October 242 Personen, von denen 137 starben. In der Gouvernements- und Universitätsstadt Charkow mit 10000 Einwohnern waren vom 23. September bis 22. November 898 Kranke, wovon 491 starben und 401 genasen. Die Sperre der Stadt wurde Anfangs December aufgehoben. Im Bezirk dieser Stadt starben in derselben Zeit 43 Menschen. Die Krankheit zeigte sich Ende Decembers nur noch in einigen Dörfern des Achtyrkaschen Kreises, wo vom 6. bis 27. December von 22 Cholerakranken 11 starben, 9 genasen und 2 noch krank blieben. In den Ansiedelungen der Truppen waren am 31. December noch 5 Kranke. Im ganzen Gouvernement waren bis zum 12. December 1164 Menschen erkrankt, und davon 853 gestorben.

In Moskau, wohin die Cholera von der Messe zu Nischny Nowgorod gebracht worden sein soll, zeigten sich die ersten Spuren derselben am 28. September. Bei einer, obschon durch die Flucht verminderten, Bevölkerung von 300,000 Menschen musste die Krankheit hier leider sehr üppigen Nahrungsstoff finden. Schon am 30. September versammelte der Militair-General-Gouverneur die Geistlichkeit, die Senatoren, den Adel, die Aerzte &c., um ihnen die zu treffenden Vorsichtsmaassregeln mitzutheilen, und aus dieser Versammlung verschiedene Sectionen zu bilden. Der hochherzige Kaiser von Russland eilte auf die ersten von dort eingetroffenen traurigen Nachrichten sogleich selbst mit heldenmüthiger Aufopferung nach der alten Hauptstadt seines Reichs, wo er den 10. October unter den Segnungen des Volkes eintraf, um unter seiner persönlichen Leitung die kräftigsten Maassregeln zur Unterdrückung dieser verheerenden Krankheit zu treffen. Die Stadt wurde mit einem doppelten Truppen-Cordon umzogen, und nur diejenigen Personen durchgelassen, welche mit Lebens mitteln und andern unentbehrlichen Bedürfnissen, die Einwohner versahen; für diese wurden besondere Märkte bestimmt. Für den Fall, dass die Stadthospitäler überfüllt werden dürften, errichtete man Krankenhäuser, deren Zahl mit den vorhandenen Spitälern auf 30 gebracht wurde; auch erliess man, den Lokalverhältnissen angemessene Vorschriften, über das Verhalten der Aerzte, der Polizei &c. Alle Vorschriften der Obrigkeit wurden punktlich erfüllt: die Bewohner Moskau's aus allen Ständen wetteiferten in der Mitwirkung dazu, indem die Vorschriften aufs strengste beobachtet wurden, welche man gegen die Krankheit gab, die aus diesem Grunde auch bald nachzulassen begann.

Wie grosser Gefahr aber das Leben Sr. Majest. des Kaisers bei seiner Anwesenheit in Moskau ausgesetzt war, beweist ein Schreiben eines Arztes aus dieser Stadt, vom 3. December, welches sagt:

„Im Waisenhause war die Cholera ausgebrochen, aber nicht erkannt worden, so dass unser allgeliebter Monarch bei seinem Besuche grosser Gefahr ausgesetzt wurde; denn an demselben Tage starb General *Tuschoff* und den Tag darauf der den Kaiser begleitende Beamte des Waisenhauses, *Schumow*, bald darauf der Dr. *Albini*, dem die Behandlung der Kranken in diesem Hause übertragen war."

In der gesunden Zeit starben in Moskau monatlich 700 bis 1300 Menschen, also im Durchschnitt 900 oder täglich 30. Bemerkenswerth ist, dass während der Zeit, wo hier die Cholera herrschte, äusserst wenig Personen an andern Krankheiten starben. Die meisten Opfer der Cholera waren unmässige, oder im Elend lebende Menschen.

Bis zum Jahresschluss waren in Moskau 6305 Personen an der Cholera erkrankt und davon 3533 gestorben. In der Nacht vom 17. zum 18. December wurde die äussere Einschliessung der Stadt aufgehoben, und nur diejenigen Häuser umzingelt, in denen noch Kranke waren.

In den im Gouvernement Moskau gelegenen Städten und Bezirken Koloma, Borowsk, Bronnitzy, Podol, Moskau, Rusa und Swenigrod erkrankten bis zum 9. November 121 Personen an der Cholera, wovon 95 starben.

Im Gouvernement Wladimir erschien die Cholera zuerst in den Städten Murom und Susdal am 2. October, von hier theilte sie sich den Städten und Kreisen Gorochowitz, Pokrow und Jurjew mit. Im ganzen Gouvernement erkrankten bis zum 19. November 151 Menschen, davon starben 97, es genasen 51 und blieben noch krank 3.

Das Gouvernement Jaroslaw wurde am 4. October von der Cholera heimgesucht, sie brach zuerst in der Stadt Ribinsk von 2200 Einwohnern aus, wo von 306 Kranken 122 starben. In der Gouvernementsstadt Jaroslaw von 20,000 Einwohnern starben von 342 Erkrankten 177. Im ganzen Gouvernement waren bis zum 30. November 690 Personen erkrankt, von denen 336 starben, 353 genasen und 1 noch krank war.

Von hier verbreitete sich die Cholera in das Gouvernement Twer, wo bis zum 14. October 53 Personen erkrankten und 18 starben.

Gleichzeitig erschien die Cholera im Gouvernement Wologda, wo bis zum 9. Dec. 167 Personen erkrankt, 79 gestorben und 80 genesen waren. In der Gouvernementsstadt Wologda mit 10,500 Einwohnern gab es bis zum 1. December 156 Cholerakranke, von welchen bis dahin 63 starben und 57 genasen. Im Bezirk dieser Stadt waren in derselben Zeit von 8 Cholerakranken 5 gestorben.

Nördlich verbreitete sich die Cholera in diesem Jahre noch bis in das Gouvernement Nowogrod, wo sie sich in dem 24 Deutsche Meilen von St. Petersburg entfernten Kreise von Tischwin zeigte. Im ganzen Gouvernement waren bis zum 30. October 124 Personen erkrankt, von welchen 68 starben, 31 genasen und der Rest noch krank war.

In St. Petersburg wurden bereits von der Regierung alle erforderliche Maassregeln ergriffen, welche beim Erscheinen der Cholera in der Residenz selbst, die Vorsicht erheischte. Krankenhäuser wurden eingerichtet, und denselben Commissarien mit Aerzten und Gehülfen zugewiesen &c.

Wenden wir uns jetzt zu den im Jahre 1830 noch von der Cholera heimgesuchten, südlich und westlich von Moskau gelegenen Gouvernements.

Im Gouvernement Kaluga herrschte die Cholera im December; am Schlusse des Jahres war sie dort noch nicht unterdrückt.

Im Gouvernement Tula zeigte sich dieselbe nur in der Gouvernementsstadt gleiches Namens zu derselben Zeit, und dauerte am Ende des Jahres noch fort.

Im Gouvernement Smolensk äusserte sich die Krankheit nur in einigen Dörfern der Gegend von Wiäsma nach der Grenze des Gouvernements Moskau zu.

Im Gouvernement Cherson erschien die Cholera gegen die Mitte October in der Stadt Nikolajew; von hier aus verbreitete sie sich über die Kreise und Städte Cherson, Bereslaw, Odessa, Olwiopol, Owidiopol, Tiraspol, Elisabethgrad, Nikopol, Alexandrowska und Grigoriopol.

Im Kriegshafen Nikolajew starben bis Ende October 575 Personen in der Stadt; im städtischen Krankenhause und dem Festungslazarethe bis zum 11. December 4, und im Marine-Lazarethe bis zum 20. November von 624 Kranken 359. Im December erschien hier die Krankheit zum zweiten Male und dauerte am Schlusse des Jahres noch fort. In der Gouvernementsstadt Cherson mit 22,000 Einwohnern erkrankten bis zum 5. November 1242 Personen, von denen bis dahin 273 starben und 916 genasen. In Odessa waren bis zum 30. December 209 Cholerakranke, von welchen 124 starben, 42 genasen und 33 noch krank waren. Am Schlusse des Jahres dauerte die Krankheit noch fort.

Man machte die Bemerkung, dass hier hauptsächlich die untern Stände von derselben befallen wurden, welche in niedrig gelegenen und feuchten Theilen der Stadt wohnen.

Im Gouvernement Kiew, wo die Cholera am 9. October erschien, waren bis zum 7. November 122 Personen daran gestorben. Auch hier herrschte sie noch am Ende des Jahres.

Im Gouvernement Taurien hatten die Kosacken des schwarzen Meeres zu Anfang November von 78 Cholerakranken 59 Todte gehabt, während 6 genasen. Auf der Krimmischen Halbinsel zeigten sich besonders im Kriegshafen Sewastopol Spuren der Krankheit. Auf zwei am 5. October von Nikolajew hier einlaufenden Fahrzeugen, erkrankten von der Besatzung 7 Mann, von welchen einer starb und 6 genasen. Bereits im September hatte die aus Suckgum Kale auf der Küste von Awehasa hier einlaufende Brigg Orpheus ebenfalls 7 Kranke am Bord, von denen 4 starben und 3 genasen. Bis zum November hatte sich die Krankheit hier nicht weiter verbreitet, allein in diesem Monate erschien sie zuerst unter den Matrosen im Hafen und darauf in der Stadt Sewastopol selbst. Die Flotte des schwarzeh Meeres litt besonders. Im ganzen Gouvernement Taurien waren bis zum 29. December 544 Personen erkrankt, davon 310 gestorben und 119 genesen. Der Rest war am Schlusse des Jahres noch krank. Besonders befallen waren die Orte und Kreise Sewastopol, Simferopol, Kaffa, Kertsch, Malitopol, Aleschki und Baktschisarai.

Im Gouvernement Podolien waren bis zum 31. December 1868 Menschen an der Cholera erkrankt, wovon 800 starben, 726 genasen und der Rest am Schlusse des Jahres noch krank war.

Im Gouvernement Bessarabien zeigte sich die Krankheit im Anfang December zuerst in der Hauptstadt Kischenau und zu Orgejew, in der Mitte desselben Monats in Akerman, und dauerte am Ende des Jahres noch fort.

Im Gouvernement Poltawa erkrankten bis zum 29. December in Krementschuk 126 Personen; von diesen waren 40 gestorben, 24 genesen und der Rest am Schlusse des Jahres noch krank.

Im Gouvernement Volhynien zeigte sich die Krankheit am 19. December in Berdiczew, und befiel in 3 Tagen 30 Menschen, von denen 19 starben. Bis zum Ende des Jahres, wo die Krankheit noch fortdauerte, waren daselbst 201 Cholerakranke, wovon 133 starben und 11 genasen, die übrigen aber noch in der Behandlung blieben.

Nachdem wir bisher der Ausbreitung der Cholera bis zum Schlusse des Jahres 1830 gefolgt sind, dürfte hier ein Auszug aus dem Berichte, welchen *Moreau de Jonnes*, Mitglied und Berichterstatter beim Königl. Französischen Ober-Medicinalrath, an diese Behörde über die, durch die Cholera verursachte Sterblichkeit in Asien und in Europa von 1817 bis 1830, gemacht hat, von Interesse sein. Der Verfasser giebt darüber nachfolgende Resultate:

1) In Hindostan hat die Zahl der Angesteckten und das Verhältniss der Verstorbenen beträchtlich variirt, je nach den Orten und nach den Ausbrüchen.

2) Ist die Krankheit sich selbst überlassen geblieben, so hat sie in der Regel die Hälfte derer hingerafft, welche davon befallen wurden; mitunter sogar zwei Drittel. Man versichert, dass, wenn sie bekämpft wurde, die Sterblichkeit selten ein Drittel betragen und sich bisweilen auf ein Fünftel der Kranken beschränkt hat.

3) Die Bevölkerung in Masse genommen, haben sich folgende Verhältnisse ergeben: auf 10 Individuen ist 1 von der Ansteckung ergriffen worden, und auf 16 Individuen ist 1 gestorben. Der letzte Satz erhebt die, von der Cholera in Hindostan verursachte Sterblichkeit jährlich auf zwei und eine halbe Million.

4) Setzt man die Zahl wegen einiger Intermittenzen auf die Hälfte, so folgt, dass die Cholera in

14 Irruptionsjahren in Indien 18 Millionen Menschen hingerafft hat.

5) In China scheint die Sterblichkeit wegen der Dichtigkeit der Bevölkerung, noch weit grösser gewesen zu sein.

6) In Arabien hat sich, wie man sagt, die Sterblichkeit innerhalb der Stadt Mascate auf ein Drittel der Bevölkerung erhoben.

7) In Persien hat sie zu Abuschär (Bender-Abuschär), Schiras und Jesd unter dem Einfluss einer trocknen und reinen Atmosphäre und bei 36 Grad Wärme, ein Sechstel hingerafft.

8) In Mesopotamien hat sie ein Viertel und selbst ein Drittel des Totals der Einwohner in den Städten Basra und Bagdad getödtet. Beide Städte liegen am Euphrat und Tigris, mitten unter angeschwemmten Ländereien und in einer mit Feuchtigkeit geschwängerten Atmosphäre.

9) Zu Erivan, und wahrscheinlich auch zu Tauris, unter einer Temperatur von 28 bis 30 Graden, ist sie auf ein Fünftel der Bevölkerung gestiegen; doch zu Erzerum und Kars, in den Gebirgen Armeniens, hat sie diesen Grad der Verheerung bei weitem nicht erreicht.

10) In den Städten Syriens hat sie auffallend variirt, ohne dass die Ursache davon sich in der Lage oder in den temporären Umständen, so weit wir diese kennen, auffinden lässt. Im Allgemeinen hat sie sich nur auf ein Zehntel der Bevölkerung erhoben, jedoch mit einer solchen Verschiedenheit in ihrer Vertheilung, dass gewisse Orte die Hälfte ihrer Einwohner eingebüsst haben, während z. B. Trablos (Tripoli) nur 1 auf 3000 verloren.

11) Die Verschiedenheit kann nicht der Kraftverminderung des Ansteckungs-Prinzips zugeschrieben

werden, weil in dem Paschalik von Trablos nur ein Viertel der Angesteckten unterlegen hat, in Astrachan dagegen zwei Drittel gestorben sind.

12) Sie scheint vielmehr von einer verminderten Leichtigkeit in der Fortpflanzung des Keims der Ansteckung abzuhangen, welcher in diesem Theile des Orients minder zahlreiche Bevölkerungen als in Indien, minder vervielfältigte Communikationen, als in Mesopotamien und in Persien, ausserdem aber noch zur Gewohnheit gewordene Sanitäts-Anstalten antrifft, welche die Franken der Pest entgegensetzen, und die allein die Fortschritte der Cholera hemmen und ihre mörderischen Wirkungen verringern.

13) In allen diesen Landern erhebt sich die Zahl der an der Cholera sterbenden Frauen nicht uber ein Viertel der Männerzahl; was man ihrer Constitution, ihrer sitzenden Lebensweise und ihrer Diat zuschreiben kann.

14) Während des Einbruchs der Cholera in die Russischen Provinzen im Jahre 1830 sind die Fortschritte der Ansteckung und das Verhältniss der Gestorbenen zu den Kranken verschieden gewesen, nach Zeit und Ort. In den mittäglichen Provinzen hat sich die Krankheit weiter und mit grösserer Schnelligkeit ausgedehnt; und die Städte, welche erst gegen Ende des Herbstes von dem Peststoff heimgesucht worden sind, haben nur sehr wenig gelitten.

15) In Tiflis haben drei Viertel der Kranken unterlegen; zu Astrachan und in den Kaukasischen Provinzen zwei Drittel. Fast allenthalben ist die Hälfte gestorben; doch nur ein Fünftel unter den Nomadenvölkern und an Orten, die im Mittelpunkt der Steppen liegen.

16) Die längste Irruption hat 114 Tage gedauert, die kürzeste nur 20 Tage. Die letztern gehören dem Spät-

Spätjahre an, während die erstern mit dem Eintritt des Sommers begonnen haben.

17) Die stärkste Zahl der Kranken und Gestorbenen hat sich in der Provinz des Kaukasus gefunden; denn man hat 16,000 von der Cholera Ergriffene gezählt, und von diesen sind ungefähr 10,000 gestorben.

18) Die amtlichen Angaben, welche wir bisher gesammelt haben, geben vereinigt folgende Totale, welche ein tief unter der Wahrheit stehendes Minimum sind. Von der Mitte des Juni 1830 bis zum 15. November desselben Jahres, sind nach öffentlichen Dokumenten 54,347 Personen von der Cholera befallen worden, und von diesen haben 31,236 das Leben eingebüsst.

19) Rechnet man die Dauer von der Irruption des Krankheitskeims auf Russischem Boden bis zu dessen Erstarrung vermöge der Kalte des Winters, so hat sie 150 Tage oder fünf Monate gewährt; berechnet man aber ihre partielle Ausdehnung in jedem der Hauptörter, welche verheert worden sind, so hat sie 1071 Tage angehalten.

20) Wenn man durch diese Zahl die der Kranken und Gestorbenen dividirt, so findet man, dass, wahrend einer Periode, welche 3 Jahren gleich kommt, alle 24 Stunden 51 Individuen von der Ansteckung ergriffen worden, und dass auf diese 51 Personen 30 oder 3 Fünftel gestorben sind.

21) Die in amtlichen Tabellen gegebenen Zahlen sind ganz zuverlässig hinter der Wahrheit zurück, weil einer Seits sehr viele Fälle der Nachforschung entgangen sind, und weil anderer Seits man eine Menge anderer aus den verschiedenartigsten Gründen ver-

heimlicht hat. Ohne alle Uebertreibung lässt sich annehmen, dass während der Irruption der Cholera in Russland im Jahre 1830 100,000 Individuen von der Ansteckung ergriffen worden sind, und dass die Zahl der Gestorbenen über 60,000 hinausgeht.

22) Dieser Vermuthung gemäss haben die Kranken den 420sten Theil der Gesammt-Bevölkerung, und die Gestorbenen den 700sten Theil derselben ausgemacht. Da jedoch die Ansteckung nur die Hälfte der Provinzen des Reichs ergriffen hat, so muss man anerkennen, dass sich in dem kurzen Zeitraume von vier bis fünf Monaten auf 210 Einen gefasst, und auf 350 wiederum Einen getödtet hat.

1 8 3 1.

Ueber die in diesem Jahre erfolgten Ausbrüche der Cholera in den Ländern Asiens, mangeln noch genaue Nachrichten, nur so viel ist nach einem Schreiben aus Calcutta vom 3. Mai bekannt, dass sie daselbst, so wie im Gangesdelta, namentlich in Malda, unter den Eingebornen zu jener Zeit wieder furchtbare Verheerungen anrichtete. Nach neuern Berichten war sie auch wieder in Benares und Ghazepoore, ferner in Catmandu, der Hauptstadt des Reiches Nepaul, ausgebrochen. Andere Nachrichten aus Bombay bis zum 6. Aug. sagen, dass die Cholera in Barbara so entsetzlich wüthete, dass die Einwohner in ihrer Bestürzung in allen Richtungen geflohen waren. Eben so war die Seuche auch auf Java und der Chinesischen Halbinsel Korea. In Persien und Mesopotamien wüthete sie nach Nachrichten aus Damask vom 7. Juli vereint mit der Pest aufs Neue In Bagdad waren bereits mehr als 12000 Häuser geschlossen, weil ihre Bewohner ein Opfer dieser Seuchen geworden waren.

In Klein-Asien war die Cholera an der Küste des Archipels erschienen, und es starben in Smyrna in der Mitte Octobers täglich 150 Menschen daran. Zwischen dem 18. und 27. desselben Monats zählte man daselbst an 4000 Erkrankte, von denen 3000 starben. Laut Nachrichten vom 10. December aus Konstantinopel hatte die Cholera in Smyrna beinahe ganz aufgehört. Glaubwürdigen Angaben zufolge, soll sie daselbst 6000 Menschen weggerafft haben.

In Arabien erfolgte ein fürchterlicher Ausbruch der Cholera in Mecca, worüber *Mimaut*, französischer General-Consul in Egypten Nachricht ertheilt hat.

Sie erschien daselbst in den letzten Tagen des Monats Chaval und in den ersten des Monats Zileadi, welches ungefähr in der ersten Hälfte unseres Mai's ist. Es war gerade in der Zeit, in der die Pilger aus allen Theilen des Reiches die heiligen Orte besuchten, ihre Opfer darbrachten und dort zusammentrafen. Die Sterblichkeit war sehr gross, und in dem Augenblicke, wo die letzten Nachrichten von dort abgingen, setzte die Krankheit ihre Verwüstungen noch fort; man rechnet ihre Schlachtopfer auf wenigstens 12,000 Menschen.

Der Ausbruch der Krankheit war schnell und augenblicklich. Ganz gesunde Menschen fielen zur Erde, erbrachen sich und starben aut der Stelle. Der erste Gedanke war, dass die Krankheit die Pest sei, allein die Ulemas und Scheiks und selbst die Muselmännischen Aerzte verwarfen diese Idee einstimmig indem sie sich auf den Artikel des Corans beriefen, welcher sagt, dass die Pest durch den Propheten für immer aus den heiligen Orten verbannt sei, und dass sie nie wieder dahin kommen werde. Zum Theil schrieb man diese so unerwartete Sterblichkeit dem Mangel an süssem Wasser zu, da beständige grosse Regengüsse und durch sie verursachte Ströme, die Wasserleitungen von Mecca zerstört hatten. Man liess die Trommeln und militairische Musik nicht mehr hören und gab als Grund davon an, dass diese, von Ungläubigen erfundenen Instrumente, durch ihren widerlichen Lärm, schon lange die Ruhe der heiligen Orte gestört, und das Haus Gottes geschändet hätten, welcher in seinem Zorn, zwar nicht die Pest, weil er das durch seinen Propheten gegebene Versprechen halte, doch aber eine andere Krankheit geschickt habe, deren Verwüstungen nicht weniger schrecklich seien.

Die Europäischen Aerzte, deren einige in Hedjaz und Mecca sind, fanden die Ursachen und Bedingungen zu Entwickelung der Krankheit in der ungewöhnlichen Hitze, welche fortwährend 34 Grad Reaumur betrug; in den starken Regengüssen, welche eine höchst verderbliche Nässe verursachten; in der Beständigkeit der Sud- und Südwest-Winde; in der ungeheuern Zahl der Pilger, welche in diesem Jahre aus angesteckten Orten zusammenströmten, und hier auf einem kleinen Raume zusammengedrängt waren; in dem Gemische Kranker und Gesunder, in der nicht zu verhindernden Gewohnheit, die Kleider von Personen zu tragen, welche an mehr als verdächtigen Krankheiten gestorben waren; in dem Genuss schlechter Lebensmittel und frischer, oft fauler Früchte, mit beispielloser Gier verzehrt, und endlich in den unglaublichen Beschwerden, denen die Masse von Gläubigen sich unterziehen muss, um bei der brennenden Sonnenhitze ihre Religionspflichten zu erfüllen und die heiligen Orte zu besuchen, die auf nackten, einer glühenden Sonne ausgesetzten Bergen stehen.

Man wird in Europa kaum glauben, was sich bei einer dieser heiligen Zeremonien zutrug. Eine Erzählung des Hauptfactums wird gnügen, eine Idee davon zu geben.

Während der drei Tage, welche besonders den Religionsgebräuchen gewidmet sind, die vor dem Curbambairam begangen werden, begaben sich alle Pilger, alle Bewohner des Landes, so wie die ganze Garnison nach Arafata. Diese ungeheure Menschenmasse, mehr als 100,000 an der Zahl, nur in das Gewand der Umzuge, d. h. in einen weissen leinenen Mantel gehüllt, blieb, zusammengedrängt in einen grossen Haufen, drei ganze Tage auf einer Stelle, ohne sich vom Flecke zu rühren. Am dritten Tage ergoss sich eine wahre Sündfluth von Regen über sie; allein man konnte nicht fort, es handelte sich um das Gebet für Adam und Eva nach ihrer Vertreibung aus dem Paradiese. Die Anzahl der Todten, die schon in den vorhergehenden Tagen sehr bedeutend gewesen war, vermehrte sich an diesem unglücklichen Tage ungeheuer, und besonders dann, als der Regen sich, in furchtbarer Progression, immer stärker ergoss. Diese Leichname blieben unbegraben liegen, denn die Ueberlebenden nahmen sich keine Zeit, sie zu verscharren, da sie zu eilig waren, noch denselben Abend in Mina einzutreffen, wo alle gemeinschaftlich Steine nach den drei grossen Dämonen werfen mussten, welche daselbst vom Propheten eingekerkert sind.

Den traurigen Scenen bei Arafata folgte noch viel grösseres Elend, und die ungeheuere Sterblichkeit, die nun eintrat, stand im Verhältniss mit den sie hervorbringenden Ursachen.

Bei dem Feste in Mina ist es gebräuchlich, dass jeder wohlhabende Muselmann einen Hammel tödtet und zertheilt. Man versichert, dass an diesem Tage 30,000 dieser Thiere erwürgt worden seien. Ihr Blut und Eingeweide, Stücken Fleisch, alles der Fäulniss preisgegeben, so wie die Ausdünstung der Leichname bei Arafata, welche der Wind nach Mina trieb, alle diese neuen Elemente von Tod und Zerstörung steigerten die Bösartigkeit dieser Geissel, die das arme unglückliche Land verheerte, bis auf den höchsten Gipfel. Mina hatte in kurzem das Ansehen eines Schlachtfeldes. Man sah jeden Augenblick Menschen in den Strassen todt hinfallen. Die Bestürzung wurde allgemein; mit schrecklichen Klagetönen fing alles an zu fliehen, und verliess die Todten und Sterbenden. In Folge dieser unheilvollen Tage vermehrte sich das Uebel auch in Mecca. Die Anzahl der Schlachtopfer wuchs jeden Augenblick, und ein Zeitraum von 1 oder 2 Stunden genugte, um Menschen umkommen zu sehen, an denen man vorher kein Zeichen der Krankheit bemerkte.

Der Gouverneur, Adin Bey, wollte an dem grossen Tage in Mina seine Religionspflichten nicht vernachlässigen, und hatte sich schon früh dahin begeben, um die Hammel zu opfern, die gewöhnlichen Besuche zu empfangen und die bösen Geister zu steinigen. Er ward in derselben Nacht noch von der Cholera ergriffen und den folgenden Tag war er todt.

Die Karavane von Syrien, welche eigentlich 10 Tage in der heiligen Stadt zubringen sollte, wurde nach dem Ausbruch der Cholera in Mecca vom Pascha sogleich fortgeschickt; allein die Krankheit folgte den Pilgern auf dem Fusse nach, es starben an 2000 derselben. Als die Karavane dem Dscherdi begegnete, einer Ehren-Escorte, die der Pascha von

Akre ihr mit Erfrischungen entgegenschickte, theilte sich dieser die Seuche mit, und über die Hälfte der Escorte kam in wenig Tagen um.

Auf diese Art wurde die Cholera auf's Neue auch in diesem Jahre nach Syrien gebracht, wo sie noch Ende August wüthete. In Akre hatte die Krankheit erst im November so weit nachgelassen, dass täglich nur noch 2 oder 3 Personen starben.

Der Vicekönig von Egypten fühlte, dass es von der grössten Wichtigkeit sei, alle mögliche Vorsichtsmaasregeln zu ergreifen, damit diejenigen Pilger, die ihren Rückweg aus Mecca durch Egypten nehmen wollten, nicht in das Land gelassen würden, bevor man nicht die Gewissheit habe, dass sie vollkommen gesund und ohne den geringsten Verdacht wären, die ansteckende Seuche mit sich zu bringen. Aus diesem Grunde wurde der Befehl ertheilt, an den beiden Verbindungspunkten, bei Suez und Kosseir eine strenge Quarantaine zu etabliren. Die Cholera war aber schon bis dahin vorgedrungen. In Suez starben ausser vielen Pilgern von Mecca, von 400 Einwohnern in 3 Tagen, den 30. und 31. Juli und 1. August, 125, darunter der Gouverneur. Ein Arzt, welchen die Regierung dahin geschickt hatte, entfloh vor Schrecken und kam ohne Hinderniss nach Kahira. Ibrahim Pascha war eben in dieser Stadt angekommen, und beeilte sich die strengsten Befehle zu geben, um alle Maasregeln gegen das Einschleppen der Seuche in Ausführung zu bringen. 300 Beduinen zu Pferd wurden abgeschickt, um den Cordon von Suez zu verstärken. Für die Pilger wurden Spitäler bestimmt, das eine bei dem Mosesbrunnen bei Suez, ein anderes bei Birket und Haggi, und ein drittes in Koura bei Kahira.

Leider wurden diese Vorsichtsmaaregeln zu spät

angeordnet, die Cholera war bereits durch zurückkehrende Pilger auf anderen Wegen durch den Cordon nach Kahira vorgedrungen, wo sie am 18. August zugleich auf verschiedenen Punkten ausbrach. Mehrere Fälle kamen bereits am 14. im Harem und drei Fälle im Quartiere der Franken vor. Am 18. waren ungefahr 140 und am 19. 150 Todte. Alles floh aus der Stadt. Ibrahim Pascha, der einen dreifachen Cordon durch Soldaten um seinen Pallast aufstellen liess, verlor demohngeachtet mehrere Frauenzimmer aus seinem Harem, viele Bediente und Soldaten, so dass er zuletzt für sich selbst zu fürchten anfing und sich in ein koptisches Kloster am rechten Nilufer, eine Sunde oberhalb Kahira, begab. Der Kriegsminister sperrte sich in seinem Palais und der grosse Divan in der Citadelle ein.

Die Stadt gewährte in dieser Zeit einen schrecklichen Anblick; die Todtenbahren drängten sich auf den Strassen, man hörte nichts als gellendes Jammergeschrei und düstere Klagelieder. Sehr oft fielen die Todtengräber oder Begleiter mitten auf der Strasse nieder. Viele Todte wurden unbedeckt umhergetragen, um von ihren Verwandten erkannt zu werden. Man sah an allen Ecken arme, wohnungslose Araber sich herumwalzen. Bei der Menge von Menschen, welche auf einmal beerdigt werden mussten, wurden die Gräber mit grosser Nachlässigkeit gemacht, und ganze Haufen Leichen, kaum zwei Fuss tief unter der Erde, zusammengeworfen. Bei den Moscheen stieg man über Sterbende und sah nichts als Cadaver.

Die Consuln errichtete eine Todtengräber-Compagnie, damit die Leichen der Unglucklichen, die nicht in den Spitälern starben, nicht von den herumlaufenden Hunden gefressen wurden.

In Kahira starben nach den Bülletins am 3. September 247, am 4ten 263, am 5ten 220, am 6ten 170, am 7ten 154 und am 8ten 111. Am stärksten Tage, am 29. August, standen auf dem Bulletin 696 Todte, allein es ist gewiss, dass an diesem Tage 1400 starben. Personen, welche vermöge ihrer Stellung im Stande sind, es zu beurtheilen, geben die Zahl der Todten in Kahira, bei einer Bevölkerung von 300,000 Seelen, auf 32,000 an.

Gleich bei der ersten Nachricht von dem Ausbruch der Cholera in Kahira, ersuchte der Pascha die Europäischen Consuln zu Alexandria, eine Sanitätscomite unter sich zu bilden, und alle in Europa üblichen Maasregeln zu treffen, um die Stadt vor dem Uebel zu bewahren. Seine Truppen sandte der Pascha nach Kahira, um durch einen Cordon das Eindringen der Cholera in das Gebiet von Alexandria zu verhindern, allein da sie nicht gehörig mit Lebensmitteln versehen waren, so raffte der Hunger eine Menge Leute weg, und die Krankheit brach sich bald eine Bahn in die Reihen des Heeres und drang so in Alexandria ein. Dort hatte man zwar sogleich die Thore geschlossen, zwei militarische Cordons gezogen, und alles gethan, um den beabsichtigten Zweck zu erreichen; allein es war zu spat, die von Mecca zurückkehrenden Pilger, belastet mit der Erbschaft ihrer dort und unterwegs an dem Uebel verstorbenen Kameraden, hatten die Krankheit bereits am 21. August in die Mauern von Alexandria gebracht. In der darauf folgenden Nacht starben bereits 10 Personen, und die Gesundheits-Cordons wurden, da sie ihren Zweck nicht erreicht hatten, aufgelös't. Am 24. zählte man 77 Todte, besonders im Arsenal. Auch am Bord von 9 Europäischen Schiffen gab es Cholerakranke. Von 500 Menschen auf einer Fregatte des Pascha's starben in 24 Stunden 350. Drei Europäer, die am Bord waren, blieben wie durch ein Wunder am Leben. Die Europäischen Familien flüchteten entweder an Bord der Schiffe, oder reisten ab, und die zurückbleibenden vorschlossen sich streng in ihre Wohnungen. Durch diese Vorsichtsmaasregeln war bis zum 5. September noch kein Europäer von der Cholera ergriffen worden.

Nach den Bülletins starben in Alexandria am 3. September 110, am 4ten 86, am 5ten 73, am 6ten 64, am 7ten 44 und am 8ten 56. Die grösste Sterblichkeit war nach dem Bülletin an einem Tage 136, sie hat aber auch über 400 betragen.

Der Pascha begab sich mit dem grössten Theil seines Harems und seiner ganzen Familie an Bord einer vor dem Hafen kreuzenden Fregatte, allein er musste dieselbe verlassen und eine andere besteigen, da die Seuche auf dem Schiffe ausbrach, und in wenig Stunden über 20 Personen dahinraffte. Später floh er von einem Schiffe zum andern, da immer Leute von jeder Equipage fielen. Daher kehrte er am 5. Sept. wieder in die Stadt zurück und bezog ein Privathaus, da in seinem Pallaste und Harem die Cholera herrschte.

Die Aerzte hatten die Stadt verlassen, nur die französischen Aerzte waren auf ihrem Posten geblieben. Viele Schiffe segelten ab, ohne ihre Ladungen zu löschen, andere, aus Europa kommende, kehrten auf die erste Nachricht, ohne zu landen um, und suchten eine Zuflucht auf den Inseln, wo das Uebel noch nicht ausgebrochen war.

Alle Geschäfte waren im Stocken, alle Zahlungen wurden eingestellt. Eine Regierung gab es eigentlich nicht mehr. Die einzigen Gesundheitsmaassregeln, die getroffen wurden, waren die polizeilichen

Vorschriften, welche von den fremden Consuln ausgegangen waren.

Nach genauen Angaben starben in und bei Alexandria:

Am Bord der Schiffe von ungefähr 8000 Seeleuten	678
Arbeiter im Arsenal	270
Meister und Vorgesetzte	50
Seeleute und Arbeiter im Spital . .	200
Auf den Galeren	60
Von 4 Regimentern, sowohl in den Quartieren als im Lager	558
Arabische Einwohner	2000
Europäer	92
Zusammen	3908

Die Juden, Copten und Rayas sind darunter nicht begriffen, man kann, diese mitgerechnet, über 4000 Todte (bei einer Bevölkerung von 60,000 Menschen) annehmen.

Da die Arabischen Einwohner Egyptens durchaus keine Vorsicht gebrauchten, sondern in fortwährender Berührung mit einander blieben, auch von Präservativen und selbst Heilmitteln nichts wissen wollten, so konnte es nicht fehlen, dass, vorzüglich bei dem grossen Elend und Schmutz, welcher unter den Arabern und Juden herrscht, die Cholera in diesem Lande grosse Verheerungen anrichten musste. Die Verwustungen im ganzen Lande durch diese Seuche waren ungeheuer. Kein Ort blieb von ihr verschont, und sie drohte, sich längs der Nordküste von Afrika zu verbreiten.

Das Dorf Abou-Zabel verlor auf 2000 Einwohner 1000. In Damiat (Damiette) mit 30,000 Einwohnern starben 3224; in Rosette mit 40,000 Seelen über 1800 Individuen. Von den Arabern und Türken, die in der letztern Stadt befallen wurden, genas keiner, überhaupt litten die Bewohner der Ortschaften im Delta am meisten.

Die Krankheit nahm ihre Richtung den Nil hinauf nach Theben. Die Dörfer, welche auf den Ruinen dieser Stadt liegen, verloren den zehnten Theil ihrer Bevölkerung. In Siut starben, bei einer Bevölkerung von 25,000 Seelen, täglich 70 — 80 Menschen. Schon früher war die Seuche durch Pilger über Kosseir und durch Flüchtlinge aus Kahira, nach Ober-Egypten gebracht worden.

Man schätzt den ganzen Verlust in Egypten auf ungefähr 150,000 Menschen. Von 108 Europäern, welche erkrankten, starben 92. Unter letztern befanden sich in Kahira der Sardinische Consul und dessen Frau, der Russische und die Frau des Oestreichschen Consuls. In Alexandria starb der General-Consul von Spanien, der Consul von Toskana, letzterer am Bord eines Schiffs, und der Dragomann des Englischen Consuls.

Vom 15. September ab fanden in Kahira und Alexandria nur noch einzelne Fälle Statt, und man kann annehmen, dass die Cholera am 1. October in Unter-Egypten aufgehört hat. Im Ober-Egypten dauerte die Krankheit bis in die Mitte October. Man fürchtete, dass sie bis ins Innere von Nubien vordringen würde.

In Alexandria glaubte Jedermann zuversichtlich, dass die Cholera nicht epidemisch, sondern nur durch Berührung ansteckend sei. Man konnte den Gang der Contagion durch die zurückkehrenden Pilger von Mecca und Suez, von da nach Kahira und von da nach Alexandria genau verfolgen, während die seitwärts liegenden Ortschaften, wohin keine Pilger kamen, noch geraume Zeit frei blieben. Ausserdem stützte man sich auf die Erfahrung, dass in mehr als 60 sehr zahlreichen Familien, welche sich, wie zur Zeit der orientalischen Pest, in ihre Häuser verschlossen, und sich vor jeder Berührung mit andern Menschen und Gegenständen hüteten, nicht ein einziges Individuum an der Cholera gestorben war, während andere, welche diese Vorsichtsmaasregeln nicht gebrauchen wollten, von der Seuche hingerafft wurden. In vielen Familien, welche sich beim Ausbruche der Cholera am Bord der Schiffe flüchteten und völlig gesund die Stadt verlassen hatten, erkrankten und starben mehrere Personen an der Cholera, nachdem sie schon einige Tage auf den Schiffen waren; sie hatten sich bei ihrer Einschiffung zum Transporte ihrer Effecten und Betten, der nämlichen Kameele, welche die Effecten der von Kahira kommenden Pilger getragen hatten, nebst ihren Führern bedient und somit den Krankheitsstoff an Bord gebracht.

Von Alexandria ist die Seuche nach Tunis gebracht worden. Nach amtlichen Berichten aus letzterer Stadt, welche die Malta-Gazette vom 5. October mittheilt, war in der Mitte Septembers vor Spax ein Schiff in 24 Tagen aus Alexandria, mit 90 aus Mecca zurückkehrenden Pilgern angekommen, von denen 4 unterwegs an der Cholera umgekommen waren. Dieses Schiff wurde auf Befehl des Beys abgewiesen, dagegen brachten drei andere Egyptische Fahrzeuge kurze Zeit darauf die Cholera nach Tunis. Diese Schiffe wurden zwar durch die Polizei der Regentschaft von den übrigen Schiffen abgesperrt, allein es gelang nicht, die Ansteckung dadurch zu verhindern. Alle Klassen der Einwohner suchten der Seuche zu entfliehen und zogen sich in's Land zurück.

Von den im vorigen Jahre in **Russland** von

der Cholera heimgesuchten Gouvernements, dauerte die Krankheit am Anfange des Jahres 1831 noch fort in den Gouvernements Orenburg, Kursk, Ukeraine, Moskau, Kaluga, Tula, Cherson, Kiew, Taurien, Podolien, Bessarabien, Poltava und Volhynien.

Im Gouvernement Orenburg erschien die Cholera im Frühjahr nur theilweise an einigen Orten, namentlich in Ufa. Später brach sie jedoch wieder in der Stadt, dem Kreise Orenburg und dem Kreise Sterlitamatsk aus. Es waren daselbst bis zum 5. Juli im Ganzen aufs Neue 1434 Personen erkrankt, und davon der Angabe nach bereits 350 gestorben und 723 genesen. Die Krankheit nahm aber später so an Heftigkeit zu, dass man im Gouvernements im October noch 5276, im November 679 und im December 89 Kranke zählte. Mit diesem Monat hörte sie auf. Bei einer Bevölkerung in der Stadt Orenburg von 24000 Menschen starben taglich gegen 60 Personen, Auch mehrere hohe Militairs- und Civilbeamte wurden Opfer der Krankheit.

Im Gouvernement Kursk waren bis zum 7. Januar in allem erkrankt 876, gestorben 530, gene- 269 und blieben noch krank 77. Im Februar hatte die Krankheit völlig aufgehört. Allein schon im Mai brach dieselbe wieder aus und griff weit verheerender um sich. Am 3. Juni waren im ganzen Gouvernement bereits 1287 Menschen davon befallen, wovon 749 starben und 511 genasen. Bis zum 24. Juni, bis wohin die amtlichen Nachrichten reichen, waren in den Städten und Kreisen Kursk, Tim, Obojan, Bjelgorod, Achtschigky, Nowo-Oskol, Rylsk, Lgow, Ohoisane und Schigry seit dem neuen Ausbruch der Cholera 3136 Personen erkrankt, wovon 1636 gestorben, 819 genesen und 681 noch krank waren. Nach einer spätern Nachricht hatte das Gouvernement Ende

August noch 928, und im October 19 Cholerakranke. Im November hatte die Krankheit aufgehört.

Im Gouvernement Ukraine, wo es am Ende des vorigen Jahres nur noch einige Kranke gab, hatte die Cholera später ganz aufgehört. In diesem Jahre brach sie jedoch im Mai von Neuem im Kreise Bogoduchow und darauf in den Städten und Kreisen Sumy, Achtyrka, Kapansk und Lebejan aus. Seit dem Ausbruch der Krankheit im vorigen Jahre waren überhaupt im ganzen Gouvernement an der Cholera 2825 Personen erkrankt, davon gestorben 1307, genesen 1420 und noch in der Behandlung 98. Später griff die Seuche wieder heftig um sich, so dass es im August 1232 Kranke im Gouvernement gab; im October waren deren noch 28 vorhanden, die Krankheit hörte aber noch in demselben Monate auf.

Im Gouvernement Moskau dauerte die Krankheit in der Hauptstadt noch bis zur Mitte März. Bereits am 12. Januar wurden die Sicherheitsmaassregeln gegen Moskau ermässigt, indem man die Sperre gegen die südöstlich anstossenden Gouvernements Wladimir, Riäsan, Tula, Kaluga und Simbirsk aufhob. Zu Ende Januar wurde die Sperre auch im Nordwesten in den Gouvernements Nowgorod und Twer aufgehoben, so dass zwischen Moskau und St. Petersburg nur am Flusse Schoscha noch ein Cordon blieb.

Bis zum 26. März, an welchem Tage der Schlussbericht erfolgte, und wo seit fünf Tagen keine neuen Erkrankungen vorfielen, waren überhaupt, seit dem Ausbruch der Cholera im September des vorigen Jahres, nach dem Bericht der Commission zur Bildung von Nachrichten über die Cholera-Krankheit 8576 Personen daran erkrankt, wovon 4690 starben, 3876 genasen und 10 noch krank blieben.

Um eine Uebersicht über das Steigen und Fallen der Krankheit zu geben theilen wir nach den öffentlich bekannt gemachten Angaben, hier den Stand derselben nach Wochen mit:

1ste Woche:	7 erkrankt,	— genesen,	7 gestorben.
2te —	69 —	— —	69 —
3te —	768 —	30 —	360 —
4te —	1270 —	146 —	636 —
5te —	1252 —	248 —	680 —
6te —	1004 —	489 —	590 —
7te —	671 —	540 —	360 —
8te —	641 —	723 —	296 —
9te —	371 —	435 —	160 —
10te —	179 —	375 —	92 —
11te —	126 —	221 —	72 —
12te —	116 —	185 —	74 —
13te —	133 —	65 —	68 —
14te —	150 —	56 —	73 —
15te —	148 —	63 —	96 —
16te —	67 —	48 —	41 —
17te —	14 —	55 —	14 —
18te —	9 —	19 —	6 —
19te —	21 —	3 —	16 —
20ste —	14 —	1 —	5 —
21ste —	14 —	4 —	7 —
22ste —	8 —	5 —	6 —
23ste —	2 —	7 —	2 —
24ste —	8 —	4 —	4 —
25ste —	3 —	2 —	2 —
26ste —	— —	1 —	4 —

Seit dem 21. Marz war kein Erkrankungsfall vorgekommen, und am 26. desselben Monats wurde die Stadt für gesund erklärt.

Die in obiger Uebersicht angegebenen Zahlen differiren jedoch in der Hauptsumme bedeutend mit den

den von uns mitgetheilten Angaben der Commission zur Bildung der Nachrichten uber die Cholera, welche letztere weit grössere Zahlen geben.

Von den verschiedenen Ständen waren unter den Verstorbenen bis zum 20. Januar 1830:

	Manner.	Weiber.
Edelleute	60	64
Ober-Offiziere und Civil-Beamte	106	77
Geistlichkeit	42	51
Moskauer Kaufmannschaft . .	68	47
Auswärtige Kaufmannschaft . .	9	2
Moskauer Bürger	374	365
Fremde Bürger	54	36
Fremde	31	10
Auf immer den Zünften eingeschriebene Leute	66	81
Verschiedene bürgerliche Personen	68	68
Kranke aus den Hospitälern . .	66	87
Untergeordnete Militairs . .	527	120
Verabschiedete Soldaten . . .	118	383
Vom Findelhause	23	40
Postillone	2	1
Aus den Polizei-Krankenhäusern bei den Stadttheilen	65	24
Dienstleute (Leibeigne)	401	244
Oekonomie-Bauern	11	5
Fabrikarbeiter	7	4
Fuhrleute	8	5
Leibeigene Bauern des Adels .	227	67
Aus den Anstalten der allgemeinen Fürsorge	98	82
Unbekannten Standes	16	14

Es starben überhaupt bis zum 20. Januar 4588.

Am 24. Juni brach die Cholera in Moskau aufs Neue aus, und es erkrankten bis zum 8. Juli in der

Hauptstadt 247 Individuen, wovon 127 starben, 30 genasen und 90 noch krank blieben. Im Kreise Moskau waren bis zu demselben Tage 11 Cholerakranke, wovon 4 starben, und im Kreise Dmitrow 17 Kranke, von denen 9 starben. Anfang September hatte das Gouvernement noch 128 Cholerakranke, im October 94 und im November 5. Im letztern Monate hörte sie ganz auf.

Eigentlich hatte die Cholera in Moskau nie vollständig aufgehört. Das ganze Frühjahr hindurch kamen noch einzelne Falle derselben vor, allein mit dem Eintritt der grossen Hitze, Ende Mai, vermehrten sich die Erkrankungen so, dass nach Privatnachrichten vom 9. Juni bis 31. August 1091 Individuen davon befallen wurden, wovon 368 genesen und 656 gestorben waren. Es befanden sich unter diesen verhältnissmässig eine weit grössere Zahl aus den höhern Ständen, als solches während der ganzen Dauer des ersten Ausbruchs der Seuche der Fall war.

Im Gouvernement Kaluga und der Stadt gleiches Namens, hörte die Krankheit im Januar auf. Es waren in demselben bis zum 6. Januar nur 52 Personen erkrankt, davon 35 gestorben und 17 genesen. Im Sommer brach sie jedoch aufs Neue aus, und es gab im October noch 11 und im November noch 3 Kranke, doch hörte die Seuche im letztern Monate auf.

Im Gouvernement Tula waren seit dem Ausbruch der Cholera bis zum 13. Januar 200 Menschen von derselben befallen worden, wovon 86 starben, 109 genasen und 5 noch krank waren. Die Seuche breitete sich spater jedoch so aus, dass gegen Anfang September noch 234, im October 54, und im November noch 66 Kranke vorhanden waren. Im December hatte die Krankheit aufgehört.

Im Gouvernement Cherson herrschte die Cholera in diesem Jahre nach den eingegangenen Nachrichten noch im Monat September. In der Stadt Odessa mit 30,000 Einwohnern waren seit dem Ausbruch der Krankheit bis zum 4. August 1124 Personen davon befallen, davon 644 gestorben und 414 genesen. Am 7. Septbr. betrug die Zahl der Erkrankten in dieser Stadt 1266, davon starben 751, es genasen 504, und waren noch krank 11. Im ganzen Gouvernement waren überhaupt seit dem Ausbruch der Seuche erkrankt 4349 Menschen, davon gestorben 1823 und genesen 2454, und es gab im October noch 487, im Novbr. 285 Cholerakranke. Mit dem letztern Monat verschwand die Krankheit *).

Im Gouvernement Kiew waren seit dem Ausbruch der Cholera bis zum 1. Mai erkrankt 5276 Menschen, wovon 2799 starben, 2378 genasen und 99 noch krank waren. Bis zum 12. Mai betrug die Zahl der Kranken 7895; davon starben 4022, es genasen 3752 und waren noch krank 121. Ende Aug. hatte das Gouvernement noch 95, im October 107 und im November noch 15 Cholerakranke. Ende November hatte die Seuche ihr Ende erreicht **).

Im Gouvernement Taurien zeigte sich die Krankheit in diesem Jahre anfänglich nur in der Stadt Perekop, wo bis zum 26. Juni 23 Individuen befallen wurden, von welchen 12 starben, 2 genasen und der Rest noch krank war. Später griff die Seuche

*) Die Krankheit herrschte vorzüglich in den Städten und Kreisen Cherson, Odessa, Olwiopol, Tiraspol, Nikolajew, wo es Ende August noch 17 Cholerakranke gab), Ovidopol, Alexandrien und Elisabethgrod.

**) Die meisten Erkrankungen waren erfolgt in den Kreisen Tschigirine, Zvenigorod, Bogurlaw, Tscherkask, Uman, Wasilkow, Taraschtscha und Kiew.

jedoch wieder um sich, so dass es Ende August noch 438, im October 29, im Novbr. 20 und im December 6 Kranke im Gouvernement gab. Mit dem letztern Monate erreichte die Seuche ihr Ende.

Im Gouvernement Podolien betrug die Zahl der Erkrankten bis zum 18. Juni 15446; davon starben 6715 und genasen 7893. Ende August hatte das Gouvernement noch 547, im October 196, im November wieder 228 und im December noch 10 Cholerakranke. Im letztern Monate hörte die Krankheit auf *).

Im Gouvernement Bessarabien waren seit dem Ausbruch der Cholera in den Städten Kischeneff, Beetsy und Bender 471 Personen erkrankt, wovon 238 gestorben und 59 genesen waren. Im Monat Februar hatte die Krankheit sehr nachgelassen, wo es nur noch 19 Kranke gab. Im März brach sie aufs Neue aus und es erkrankten in den Städten und Kreisen Akermann, Chotin und Bender, dann in den Städten Kischenew, Leowa und Balzy, so wie in den Kreisen Jassy und Orgejew vom 28. März bis 24. Juni 1766 Personen, wovon 1061 starben und 569 genasen. In der Stadt Ismail und Kila waren vom 27. Mai bis 18. Juni erkrankt 1699 Menschen, davon gestorben 872 und genesen 329; also im ganzen Gouvernement zusammen waren erkrankt 3465, gestorben 1933, genesen 898 und noch krank 634. Die Seuche dauerte hier während des ganzen Sommers mit Heftigkeit fort, denn Ende August hatte das Gouvernement noch 1052, im Octbr. 197, und

*) Besonders stark heimgesucht wurden die Städte Kamenetz, Mohilew und Letitschew, und die Kreise Kamenetz, Agopol und Uschiza.

im Novbr. 180 Kranken. Im Decbr. war die Seuche verschwunden.

Im Gouvernement Poltawa waren seit dem Ausbruch der Cholera bis zum 14. Juni überhaupt 2452 Personen erkrankt, gestorben 1332 und genesen 986. Die Krankheit wirkte noch verheerend zu Anfang September, wo die Zahl der Kranken noch 1528 betrug. Im October zählte man im Gouvernement noch 425 und im Novbr., wo die Krankheit endigte, nur noch 9 Cholerakranke *).

Im Gouvernement Volhynien betrug die Zahl der Erkrankten seit dem Ausbruch der Cholera im December v. J. 7843; gestorben waren 4886 und genesen 2415. Hierzu kommen in den Städten und Kreisen Staro Konstantinow bis zum 4. Juni 170 Erkrankte, 116 Gestorbene und 69 Genesene; Dubno vom 6. Mai bis 4. Juni 1005 Erkr., 498 Gest. und 485 Gen.; Kamenetz vom 11. April bis 12. Juni 2147 Erkr., 1200 Gest. und 984 Gen.; Wladimir vom 5. April bis 15. Juni 609 Erkr., 363 Gest. und 118 Gen.; Ostrog vom 6. bis 28. Mai 83 Erkr., 64 Gest. und 19 Gen. Es waren also uberhaupt in diesem Gouvernement bis zum 15. Jun. erkrankt 11857 Individuen, davon gestorben 7127 und genesen 4190. Die Cholera äusserte sich später zwar nicht mit derselben Heftigkeit, dauerte jedoch noch in dem Maasse fort, dass im August im Gouvernement noch 346, im October 357, und im Novbr. noch 343 Kranke vorhanden waren.

Von denjenigen Gouvernements, in welchen die Cholera im vorigen Jahre geherrscht aber auch auf-

*) Besonders befallen waren die Stadte und Kreise Perejaslaw, Romen, Chorol, Priluki, Mirgorod, Solotonoscha und Piratin.

gehört hatte, erschien sie in diesem Jahre aufs Neue in den Provinzen: Schirwan, Kaukasien und Grusien, dem Lande der Donischen Kosaken, den Gouvernements Saratow, Nischny Nowgorod, Woronesch, Kostroma, Jaroslaw, Twer, Wologda, Nowgorod, Smolensk, Kasan, Astrachan, Wladimir, Wiätka, Jekaterinoslaw, Pensa, Simbirsk, Tambow, Perm und Riäsan.

In der Provinz Schirwan erkrankten in der Stadt Talyschin im Monat Juni 35 Personen, wovon 12 starben und 2 genasen. Spätere Erkrankungen wurden nicht bekannt.

In der Provinz Kaukasien erkrankten vom 26. Mai bis 19. Juni im Kreise Stawropol 126 Menschen; 52 waren gestorben und 21 genesen. In den Kosaken-Stanitzen waren in derselben Zeit 219 erkrankt, davon 65 gestorben und 120 genesen. Die Krankheit dauerte den Sommer über fort, im Juli gab es noch 455, im Septbr. 85, und im Novbr. noch 27 Cholerakranke. Mit dem letztern Monate hörte die Seuche auf.

Im Gouvernement Saratow erschien die Krankheit aufs Neue in der Hauptstadt gleiches Namens am 20. Juni, wo bis zum 27. desselben Monats 21 Personen erkrankten, 10 starben und 8 genasen. Im August gab es im Gouvernement noch 461, im October 142 und im Novbr. 92 Cholerakranke. Im December gab es keine Kranken mehr.

Im Lande der Donischen Kosaken erfolgten zwischen dem 13. und 20. März 6 neue Krankheitsfälle; 4 Personen starben. Später breitete sich die Seuche wieder so heftig aus, dass man im Juli noch 1069 Cholerakranke zählte. Im October waren deren jedoch nur noch 38 und im Novbr. 11 vorhanden. Im letztern Monat verschwand die Krankheit ganz.

Im Gouvernement Nischny Nowgorod erkrankten vom 8. bis 29. Juni aufs Neue 122 Personen, wovon 76 starben, 46 genasen und der Rest noch krank war. Bis zum 20. Juli betrug die Zahl der seit dem 8. Juni Erkrankten 243 Individuen; 147 davon starben und 67 genasen. Im August erfolgte ein neuer heftiger Ausbruch der Krankheit, so dass die fremden Kaufleute die dasige Messe schleunig verliessen. Im October zählte man noch 11 Cholerakranke, mit welchen die Seuche endigte *).

Im Gouvernement Woronesch brach die Krankheit zuerst wieder im Kreise Birjutsch am 9. Juni aus; dann erfolgten Erkrankungen im Kreise Nischnedewitz am 15. und in der Stadt Woronesch am 27. Juni. Bald verbreitete sich die Seuche aufs Neue im ganzen Gouvernement mit solcher Heftigkeit, dass Ende August noch 3549 Kranke in demselben vorhanden waren. Im October gab es deren nur noch 85, und im Novbr. 61. Im Decbr. hatte die Krankheit aufgehört.

Im Gouvernement Kostroma erfolgten neue Erkrankungen am 9. Mai; bis zum 20. desselben Monats waren 11 Kranke, wovon 8 gestorben. Bis zum 14. Juli betrug die Zahl der Erkrankten im Gouvernement, namentlich im Kreise Jurjewitz und der Stadt Kostroma 183, davon waren gestorben 130 und genesen 33. Anfang September hatte das Gouvernement noch 40 Kranke, doch hörte die Seuche in diesem Monate ganz auf.

Im Gouvernement Jaroslaw brach die

*) Befallen wurde die Stadt und Kreis Nischny Nowgorod, die Stadt Gerbatow und die Kreise Wassil und Makarjew.

Cholera zuerst wieder in der Stadt Rybinsk am 28. Mai aus. Hier und im Kreise gleiches Namens erkrankten bis zum 28. Juni 429 Menschen, von denen 290 starben und 109 genasen. In der Stadt Jaroslaw erkrankten vom 8. bis 30. Juni 135, es starben 85 und genasen 26. Im ganzen Gouvernement waren bis zum 21. Juli 697 Menschen aufs Neue von der Cholera befallen, wovon 482 gestorben, und in den ersten Tagen des Septembers, in welchem Monate die Krankheit aufhörte, noch 15 Cholerakranke vorgekommen *).

Im Gouvernement Twer, wo sich die Cholera wieder am 10. Juni zeigte, waren bis zum Ende desselben Monats 35 Personen erkrankt, wovon 22 starben. Bis zum 13. Juli betrug die Zahl der Neuerkrankten 303, davon starben 189 und genasen 29. Anfang September gab es noch 139 Kranke, doch hörte das Uebel mit diesem Monate auf **).

Im Gouvernement Wologda erschien die Cholera wieder am 26. Februar. Es erkrankten daran bis zum 21. Juli 637 Personen, von welchen 410 starben und 193 genasen. Die Krankheit dauerte noch in den ersten Tagen des Septembers fort, wo noch 26 Kranke vorhanden waren. Am Ende desselben Monats hatte die Cholera ihr Ende erreicht***).

---

*) Ausser in den benannten Orten herrschte die Krankheit in der Stadt Ljubin und den Städten und Kreisen Myschkin, Mologa, Romanow - Borrissoglebsk und dem Kreise Poschochonje.

**) Es waren von der Cholera besonders befallen die Städte und Kreise Twer, Kaljasin, die Stadt Kortschewa und der Kreis Koschin.

***) Heimgesucht wurden während des neuen Ausbruchs der Cholera die Städte Wologda und Using, so wie die Kreise Grasowetz und Wologda.

Im Gouvernement Nowgorod gab es im Monat Juni neue Erkrankungen an der Cholera *). Die Zahl der Neuerkrankten betrug bis zum 12. Juli 198, die der Gestorbenen 104 und die der Genesenen 8. Anfang September zählte man noch 39 Kranke. Später gab es keine neuen Cholerafälle.

Im Gouvernement Smolensk, wo es im vorigen Jahre nur sehr wenig Cholerakranke gegeben hatte, erschien die Krankheit am 28. Mai in der Stadt und dem Kreise Krasnoi. Hier, in der Stadt Smolensk und dem Kreise Boretschje erkrankten bis zum 30. Juni 387 Personen, wovon 211 starben und 111 genasen. Die Krankheit dauerte noch im September fort, wo die Zahl der Cholerakranken 302 betrug, im October hatte sich dieselbe bis auf 67, und im Novbr., wo das Uebel ganz aufhörte, bis auf 32 verringert.

Im Gouvernement Kasan erkrankten in diesem Jahre neuerlich zu Tschebokssary und im Kreise Kosmodemjansk vom 27. Juni bis 17. Juli 51 Menschen, von denen 39 starben. Anfang August zählte man jedoch wieder 94, im October noch 42, und im November nur noch 6 Kranke. Mit dem letztern Monate hörte die Cholera auf.

Von den nachbenannten sieben Gouvernements ist ebenfalls bekannt, dass die Cholera in denselben in diesem Jahre aufs Neue ausbrach, doch fehlen genauere Angaben über den Grad der Ausbreitung der Seuche. Aus amtlichen Quellen geht jedoch die Zahl der Kranken hervor, welche im September daselbst noch vorhanden waren, diese betrug: im Gouverne-

*) Die von neuem befallenen Städte waren: Somin-Pristane, Nowgorod, Tischwin, Tscherpowetz und die Kreise Tischwin, Ustjushna und Kirilow.

ment Astrachan 4, Wladimir 49, Wiätka 12, Jekaterinoslaw 656, Pensa 535, Simbirsk 219 und Tambow 367. Auch im October befanden sich in denselben Gouvernements noch Cholerakranke, und zwar im Gouvernement Astrachan 12, Wladimir 8, Jekaterinoslaw 26, Pensa 47, Simbirsk 13, Tambow 1. Im Gouvernement Wiätka schien die Krankheit zu jener Zeit erloschen zu sein, dagegen wird im October die Provinz Grusien mit 1, das Gouvernement Perm mit 2, und das Gouvernement Riäsan mit 39 Cholerakranken aufgeführt, woraus hervorgeht, dass dort auch in diesem Jahre von Neuem die Seuche geherrscht hatte. Im Gouvernement Astrachan gab es im Nov. noch 12, im Gouvernement Jekaterinoslaw 17, und im Gouvernement Riäsan noch 2 Cholerakranke. In sämmtlichen hier genannten Gouvernements kamen jedoch später keine neuen Erkrankungen vor, nur in der Provinz Grusien gab es im November noch einen und im Gouvernement Simbirsk sieben Cholerakranke. Im December hatte die Krankheit auch dort aufgehört.

Wir gehen nun zu denjenigen Gouvernements über, in welchen erst in diesem Jahre die Cholera erschien.

Trotz der kalten Jahreszeit war sie am Schlusse des vorigen und zu Anfang dieses Jahres bis zu den Russland einverleibten altpolnischen Provinzen gedrungen, und hatte daselbst unter den gedrängt, unreinlich und überhaupt undiätetisch lebenden Juden, eine grosse Verbreitung mit bedeutender Sterblichkeit erlangt. Die kriegerischen Bewegungen aus dem Innern Russlands nach dem Königreich Polen begünstigten die Verbreitung, und machten eine strenge Ausführung von Sperrungen unmöglich. Sie drang endlich selbst bis zu den kämpfenden Heeren in das Königreich Polen, und verbreitete sich gleichzeitig nach und nach über die bisher verschont gebliebenen Gouvernements Grodno, Minsk, Wilna, Bialystok, Tschernigow, Liefland, Kurland, Mohilew, Orel, Witebsk, Archangel, Finnland, Pskow, Petersburg, Olonetz und Estland.

Im Gouvernement Grodno erschien die Cholera in der Mitte Januar in der Stadt Brzesz-Litewski, wohin sie, nach der Angabe, durch Handelsjuden gebracht wurde. Dieses Volk in den Polnischen Provinzen, welches alle Schlauheit anwendet, um seine Waaren einzuschmuggeln, setzte durch dieses ungesetzliche Treiben Tausende in Lebensgefahr. Aus diesem Grunde kann man den gemeinen Polnischen Juden als ein wahres wanderndes Miasma betrachten. Hieraus erklärt sich auch, was man Springen der Krankheit nennt, wo der Arzt, je schlauer der Betrug, um so leichter an der Natur der Krankheit irre wird. Bis zum 10. April betrug die Zahl der Erkrankten im Gouvernement Grodno 319, wovon 119 starben und 92 genasen. Die Seuche nahm später in dem Maasse zu, dass man Anfangs September noch 496 Cholerakranke zählte. Im October waren deren noch 298, im November 322, und im December 314 vorhanden.

Im Gouvernement Minsk erfolgten die ersten Krankheitsfälle bereits Ende März; bis zum 18. Juni sind nach den öffentlichen Angaben, an der Cholera 4385 Personen erkrankt, davon 1999 gestorben und 2104 genesen. Im Kreise und der Stadt Sluzk betrug die Zahl der Kranken 825, von denen 306 starben und 519 genasen. Im Kreise und der Stadt Dissna gab es 255 Kranke, wovon 85 starben und

81 genasen. Im Kreise und der Stadt Minsk waren von 229 Kranken 192 gestorben und 89 genesen *).

Unter den kriegführenden Armeen war, während sich der Kriegsschauplatz in diesem Gouvernement befand, ganz besonders aber in der Polnischen Armee, die Cholera sehr verheerend. In Mienia, zwischen Ceglow und Minsk lagen allein 400 Polnische Soldaten in einem Kloster der grauen Schwestern, an dieser Krankheit darnieder. Ende August gab es im Gouvernement 723, im October 681, im November 623 und im Dezember 436 Cholerakranke.

Im Gouvernement Wilna, wohin die Cholera aus der Woiwodschaft Augustowo gebracht wurde, erschien die Krankheit im April. Bis zum 5. Mai waren bereits 1183 Personen davon befallen, von denen 621 starben 408 genasen. In der Stadt Wilna mit 21000 Einwohnern, worunter 5000 Juden, betrug die Zahl der Erkrankten bis zum 14. Juni 1343, davon starben 695 und genasen 572. Die Kranken der im Gouvernement stehenden Russischen Armee wurden nach Polangen gebracht; ihr Zustand war schrecklich, da es ihnen wegen des Aufstandes im Gouvernement an Allem fehlte. In 4 Tagen waren 140 Cholerakranke zur Behandlung gekommen. von denen am ersten Tage 20, an den folgenden 14 bis 16 täglich starben. — Anfang September zählte man im Gouvernement noch 918 Kranke. Die Seuche wurde aber später so heftig, dass es im October noch 1388 Cholerakranke gab; im November waren deren noch 738, und im December 705 vorhanden.

Im Gouvernement Bialystok, wo bereits

*) Ausserdem erfolgten Erkrankungen in den Kreisen und Stadten Moyr, Borrissow und Igumen, den Stadten Puisk und Restschiza und den Kreisen Wileika.

die ersten Cholerafälle im April vorkamen, nachdem die Krankheit aus der Woiwodschaft Lublin eingebracht worden, erkrankten bis zum 9. Juni, besonders in den Städten Bialystok, Bielsk und Sokolka, 655 Personen, wovon 284 starben und 290 genasen. Später hörte die Krankheit auf, erschien aber im Herbst wieder, so dass es am 20. November noch 232 Cholerakranke gab. Spätere Angaben fehlen.

Im Gouvernement Tschernigow waren seit dem Ausbruch der Cholera im Mai bis zum 20. Juni in den Städten und Kreisen Tschernigow, Nieshin, Koselez und Borsna 888 Menschen davon befallen, von denen 435 starben und 399 genasen. Später nahm die Krankheit einen heftigern Charakter an, so dass es Anfangs September noch 661 Cholerakranke gab; im October betrug die Zahl derselben 364, und im December hörte die Krankheit auf.

Im Gouvernement Liefland, wohin die Cholera zuerst durch Flussfahrzeuge aus dem Innern nach Riga gebracht wurde, brach dieselbe am 20. Mai in letzterer Stadt aus. Mehrere Englische und Schwedische Schiffskapitaine starben im Hafen auf ihren Schiffen und 24 Matrosen wurden ins Hospital gebracht. Trotz des Ausbruchs der Cholera, waren 60 Schiffe in den ersten Tagen nach dem 26. Mai aus dem Hafen abgesegelt, von denen 42 bereits den 4. Juni den Sund passirt hatten.

In Riga starben bald 50 bis 60 Menschen täglich bis zum 11. Juni waren bereits, bei einer Bevölkerung von 49000 Seelen, 2134 Personen erkrankt, davon 1109 gestorben und 537 genesen. Nach Angabe der Schiffer waren 6 Kapitains und 150 Matrosen an der Cholera gestorben. Am 6. Juli betrug die Zahl der Erkrankten in den Wohnhäusern 2063, davon gestorben 705, genesen 1252; in den Hospitälern

2206, wovon 1092 gestorben und 884 genesen. Zusammen erkrankt 4269, gestorben 1797, genesen 2136. Bis zum 27. Juli gab es überhaupt 4831 Cholerakranke; die Zahl der Gestorbenen war 2815 und die der Genesenen 1897 *).

In Dorpat brach die Cholera gegen den 20. October aus, und erschien zuerst in Baracken, welche der gewöhnliche Aufenthalt der Essischen Bauern sind. Bis zum 20. October waren 21 Individuen erkrankt und 10 gestorben. Die Krankheit hatte hier einen sehr milden Charakter. Bis zum 1. November hatte sie nur 34 Personen befallen, wovon 19 gestorben. Am 11. November war seit 3 Tagen Niemand erkrankt. Die ganze Zahl der Erkrankten war bis dahin 39. Weder die Vorlesungen an der Universität noch der Unterricht in den Schulen war unterbrochen.

Von Riga aus verbreitete sich die Krankheit Ende Juni auf's Land, wo sie, da es an aller ärztlichen Hülfe fehlte, sehr bald im Zunehmen war. Am 3. Juli waren bereits im Kreise Riga 150 Menschen davon befallen, wovon 64 starben und 43 genasen. Im Anfang October befand sich im Gouvernement nur noch ein Cholerakranker, im November waren deren noch 10, und am 30. December 4 vorhanden.

Im Gouvernement Kurland brach die Cholera am 18. Mai aus. In Mitau erkrankten von diesem Tage bis zum 21. Juli, bei einer Bevölkerung

*) Folgendes ist der Verlauf der Krankheit in Riga nach Wochen gerechnet: 1ste Woche, erkrankt 707, gestorben 417; 2te Woche, erkr. 1331, gest. 633; 3te Woche, erkr. 650, gest. 262; 4te Woche, erkr. 635, gest. 204, 5te Woche, erkr. 632, gest. 221, 6te Woche, erkr. 355, gest. 83, 7te Woche, erkr. 251, gest. 49, 8te Woche, erkr. 163, gest. 21; 9te Woche, erkr. 78, gest. 10te Woche, erkr. 65, gest. 13.

von 12500 Seelen, worunter 1200 Juden, 855 Individuen, wovon 455 starben und 367 genasen. Im ganzen Gouvernement (ohne Mitau) waren bis zum 24. Juni 703 Personen von der Cholera befallen worden, davon 366 gestorben und 217 genesen. Die Stadt Windau, welche seit dem Ausbruch der Cholera in in Riga, die Eingänge der Stadt von den Einwohnern bewachen liess, war von der Cholera befreit geblieben. Anfang September hatte das Gouvernement noch 188 Kranke. Im October schien die Krankheit erloschen zu sein, allein im November gab es wieder 14, und am 20. December 10 Cholerakranke. Man befürchtete dort, dass der Mangel an Aerzten, der bereits sehr fühlbar war, es noch in einem höhern Maasse werden würde, wenn die Cholera sich sporadisch festsetzen sollte *).

Im Gouvernement Mohilew brach die Cholera am 26. Mai in der Stadt gleiches Namens aus. Bis zum 4. Juni waren im ganzen Gouvernement 467 Personen erkrankt, wovon 98 starben und 152 genasen. Bis zum 2. Juli betrug die Zahl der angegebenen Kranken 1860, die der Gestorbenen 552 und der Genesenen 1162. Anfang September zählte man noch 936, im October 534 und im November, mit welchem Monate die Krankheit aufhörte, 323 Cholerakranke **).

Im Gouvernement Orel, welches obschon es im vorigen Jahre an einem grossen Theil seiner Granzen von der Cholera umgeben war, dennoch

*) Die Seuche hatte besonders heimgesucht die Kreise Mitau, Bausk, Hasenport und den Flecken Polangen.

**) Die meisten Kranke kamen vor in den Kreisen Mohilef, Bychow und Kopys dann in den Städten Orscha, Babinowitschi und Tschanssy.

von derselben verschont blieb, erschien die Krankheit am 27. Mai zuerst im Kreise Sjewski, welcher an das Gouvernement Kursk gränzt. Bis zum 24. Juni waren 157 Personen erkrankt, 51 gestorben und 103 genesen. Im Juli wurde die Ausbreitung der Seuche im Gouvernement bedeutender, so dass man in den ersten Tagen des Septembers 906 und im October noch 353 Kranke zählte. Im November hatte die Seuche aufgehört.

Im Gouvernement Witebsk erschien die Cholera im Monat Mai, in dem Kreise Drissa und griff bald verheerend im ganzen Gouvernement um sich. Bis zum 1. Juli waren 4872 Menschen davon befallen, von welchen 1173 starben und 2360 genasen. Später setzte die Krankheit ihre Verheerungen in gleichem Maasse fort, so dass im Anfang September noch 2219, im October 786 und im November 1317 Kranke vorhanden waren. Im December kamen keine neuen Krankheitsfälle vor *).

Im Gouvernement Archangel wurde die Cholera in den ersten Tagen des Monats Juni durch die Ankunft von einigen funfzig Kosaken aus dem Gouvernement Wiatka eingeschleppt. In Archangel mit 7200 Einwohnern waren bis zum 10. Juni 226 Personen erkrankt, von welchen 117 starben und bis dahin 5 genesen waren. Im Dorfe Solombal waren von 31 Erkrankten 22 gestorben. Bis zum 15. Juli betrug die Zahl der Erkrankten im ganzen Gouvernement 1399, davon waren gestorben 943 und genesen 248 **). Am 23. September hatte die Krankheit

*) Besonders litten die Stadte und Kreise Witebsk, Polozk, Drisa, Dunaburg, Lepel, Surash und Reshiza.

**) Ausser den benannten Orten herrschte die Cholera besonders in der Stadt und dem Kreise Cholmogory und dem Kreisen Archangel und Schenkursk.

fast aufgehört, indem bis dahin überhaupt 2435 Personen erkrankt und 1617 gestorben waren, es gab nur noch 7 Cholerakranke im Gouvernement; im October deren noch 6. Die Sterblichkeit war am geringsten unter den Besatzungen der Schiffe. Von 203 Erkrankten starben nur 36. Im December zählte man noch 4 Cholerakranke.

Im Gouvernement Pskow erschien die Cholera am 24. Juni in der Stadt und dem Kreise Ostrog, wo bis zum 8. Juli 85 Personen erkrankten, 30 starben und 24 genasen. Bis zum 23. Juli waren daselbst 140 Cholerakranke, von denen 51 gestorben und 70 genesen waren. In der Stadt Pskow betrug die Zahl der Erkrankten bis zu demselben Tage 21, wovon 4 gestorben und 2 genesen waren; in dem Kreise Porchow gab es 20 Kranke, von denen 7 starben. Anfang September gab es im Gouvernement 113 Kranke. Im October war kein Kranker mehr vorhanden.

Im Gouvernement Petersburg hatte man in der Hauptstadt, deren Volksmenge 496,800 Seelen beträgt, worunter wohl 50 bis 60,000 von Ankömmlingen, Schiffsleuten, Arbeitern &c. sind, schon im vergangenen Jahre, als die Cholera bis in die zunächst gelegenen Gouvernements vorgedrungen war, für den Fall, dass sie auch in derselben erscheinen sollte, alle Vorsichtsmaasregeln genommen. Es wurden damals schon 10 temporäre Hospitäler fur 780 Kranke, ausserdem 11 Häuser mit 130 Betten eingerichtet. Die Kaufmannschaft liess ebenfalls auf ihre Kosten ein Krankenhaus für mehr als 200 Kranke vollstandig einrichten, und wies vorläufig 50,000 Rubel an. Ein zweifacher Militair-Cordon hütete alle nach St. Petersburg führende Strassen, welchem es gelang, die Hauptstadt 6 Monate lang, bis zum 26.

Juni d. J. gegen das Eindringen der Cholera zu schützen.

An diesem Tage erkrankte auf einem aus Witegra nach St. Petersburg gekommenen Fahrzeuge ein Bürger aus ersterem Orte, so wie in der Stadt der Gesell eines Zimmermalers.

Die Contumazen und Cordorns wurden aufgehoben, und auf der Wasser-Communication die Fahrzeuge bei ihrer Ankunft nur kurze Zeit angehalten, um die Kranken in die Spitäler zu bringen. Die an der Cholera Verstorbenen begrub man bei Nacht. Die Theater wurden am 16. Juli geschlossen.

Folgendes war der Stand der Krankheit seit ihrem Ausbruch innerhalb 14 Wochen, bis zum 1. October:

Woche.		erkrankt.	genesen.	gestorben.
1.	vom 26. Juni bis 2. Juli	201,	3,	96.
2.	— 2. Juli — 9. —	1975,	57,	838.
3.	— 10. — — 16. —	3492,	509,	1772.
4.	— 17. — — 23. —	1655,	1100,	884.
5.	— 24. — — 30. —	659,	975,	426.
6.	— 31. — — 6. August	302,	907,	217.
7.	— 7. Aug. — 13. —	165,	471,	91.
8,	— 14. — — 20. —	80,	148,	52.
9.	— 21. — — 27. —	99,	77,	40.
10.	— 28. — — 3. Sept.	84,	66,	36.
11.	— 4. Sept. — 10. —	41,	49,	29.
12.	— 11. — — 17. —	30,	34,	10.
13.	— 18. — — 24. —	18,	9,	9.
14.	— 25. Sept. — 1. Octbr.	14,	—	7.

Im Laufe des Monats October erkrankten überhaupt noch 188 Personen, es genasen 84 und starben 113

Seit dem Ausbruch der Seuche waren bis zu

deren Aufhören am 29. November erkrankt 9248, genesen 4490, und gestorben 4758.

Auch in der Umgegend von St. Petersburg und in Kronstadt, mit 40,000 Einwohnern, griff die Cholera verheerend um sich. In dieser Stadt waren vom 30. Juni bis 18. August 2262 Personen erkrankt, 1123 gestorben und 1139 genesen. Am letztern Tage wurde daselbst ein Dankgebet wegen Hemmung der Cholera gehalten. Auf den in Kronstadt liegenden Kauffartheischiffen waren 110 Personen erkrankt, 59 gestorben und 51 genesen *).

Nach amtlichen Nachrichten aus St. Petersburg vom 12. October war in Kronstadt die Cholera wieder ausgebrochen, und von 14 Erkrankten 8 gestorben. Im December hatte die Krankheit wieder aufgehört. Auf den im Hafen liegenden Schiffen erkrankten 27 Engländer und 15 Amerikaner, 17 starben.

In St. Petersburg wurde am 11. December ein Dankfest wegen des gänzlichen Aufhörens der Cholera gefeiert.

Im Gouvernement Olonetz erschien die Cholera am 4. Juli. In der Stadt und dem Kreise Lodeinoje-Pole erkrankten bis zum 14. desselben Monats 59 Menschen, wovon 50 starben und 7 genasen. Im Kreise Petrosowodsk waren in derselben Zeit 7 Personen erkrankt, davon 5 gestorben und 2 genesen. Im October hatte das Gouvernement noch 2, und im November, wo die Krankheit aufhörte, noch 3 Kranke.

Im Gouvernement Finnland wurden zu

*) Darunter waren Russen 45, Engländer 36, Amerikaner 9, Franzosen 5, Preussen 2, Schweden 6, Norweger 2, Holländer 1, Lübecker 2, Dänen 1, Sicilianer 1.

Wiborg, Kreisstadt mit 3300 Einwohnern, am 17. Juli mehrere Menschen von der Cholera befallen. Das Gouvernement wurde sogleich durch einen Observations-Cordon, welcher vom Finnischen Meerbusen bis zum Ladogasee ging, so wie durch Contumaz-Anstalten geschützt. In der Stadt Wiborg erkrankten bis zum 12. August 42 Personen, davon waren gestorben, 29 und genesen 1. Im Dorfe Alwatti waren 2 Individuen erkrankt und gestorben; in Husniemi war 1 Cholerakranker, welcher starb. Die Krankheit suchte nun mehrere Orte am Finnischen Meerbusen heim, und erschien Ende August in Hangöudd, wohin sie durch ein Russisches Kanonenboot aus Sveaborg gebracht wurde, welches 3 Kranke am Bord hatte. Die Besatzung des Boots hatte ungehinderte Communication mit dem festen Lande. Bis zu derselben Zeit waren in Wiborg 104 Personen erkrankt, von welchen 60 starben und 18 genasen. Am 14. Septbr. hatte die Cholera dort aufgehört. In Helsingfors erkrankten bis zum 29. August 80 Menschen, von denen 51 starben und 7 genasen; bis zum 11. Octbr. betrug die Zahl der Erkrankten 311, wovon 121 genasen, 181 starben und 9 noch krank waren. Die Cholera hatte schon lange in der Festung gehaust, ohne in die Stadt einzubrechen, ungeachtet die an derselben verstorbenen Personen durch die Stadt nach dem auf der andern Seite gelegenen Begräbnissplatze gebracht wurden. Die Stadt wäre vielleicht länger, wenn nicht gänzlich, verschont geblieben, hätte nicht ein Arbeiter eines Buchdruckers sich mit einem der Leichenträger unvorsichtigerweise in ein Gespräch eingelassen; dieser wurde von der Cholera ergriffen und starb binnen 12 Stunden, zugleich mit 6 andern Personen in dem Hause des Buchdruckers, die mittelbar oder unmittelbar von ihm angesteckt wurden. In Sveaborg war die Sterblichkeit bedeutender. Von 168 Erkrankten starben 39 Soldaten und 1 Officier. Am 11. October waren daselbst nur noch 3 Cholerakranke. In Abo hatte sich, nach Nachrichten vom 4. Septbr., die Cholera gezeigt; es betrug daselbst die Zahl der Erkrankten bis zum 11. Octbr. 127. davon starben 18 und 20 waren genesen. Man glaubt überzeugt zu sein, dass eine Person von Helsingfors die Cholera dorthin verschleppt habe. Im nördlichen Finnland blieb der Gesundheitszustand gut, und Ende October hatte die Krankheit im Gouvernement zwar aufgehört, allein sie erschien aufs Neue den 20. Decbr. in Abo, wo bis den 27. desselben Monats wieder 52 Personen erkrankten, 15 genasen und 24 starben. Das Schwedische Commerz-Collegium hatte die ganze Finnische Küste bis an das Björneburger Lehn für angesteckt erklärt.

Im Gouvernement Estland brach die Cholera in Reval, der Hauptstadt des Gouvernements mit 12000 Einwohnern, am 8. August aus. Am 10. waren schon 14 Personen erkrankt und 9 gestorben; am 27. August betrug die Zahl der Erkrankten 624, die der Gestorbenen 357. Bis zum 25. Septbr., wo die Krankheit aufgehört hatte, waren in Reval überhaupt 750 Personen erkrankt und 450 gestorben. Gegen Ende October gab es im Gouvernement noch 3, und im December noch 4 Cholerakranke; mit diesem Monate hörte die Seuche auf.

Nach einer amtlichen Mittheilung des Ministeriums des Innern in St. Petersburg, war in Gemässheit der bei diesem Ministerium bis zum 12. Septbr. 1831 eingegangenen Berichte, in folgenden Gouvernements noch die hier angegebene Zahl von Cholerakranken vorhanden:

Archangel 42, Astrachan 4, Wilna 918, Witebsk

2219, Wladimir 49, Wologda 26, Volhynien 346, Woronesch 3549, Wiatka 12, Grodno 496, Jekaterinoslaw 656, Estland 93, Kasan 94, Kiew 95, Kostroma 40, Kurland 188, Kursk 928, Minsk 723, Mohilew 936, Moskau 128, Nischny-Nowgorod 83, Nowgorod 39, Orenburg 4265, Orel 906, Pensa 535, Podolien 547. Poltawa 1528, Pskow 113, Saratow 461, Simbirsk 219, Charkow 1232, Smolensk 302, Taurien 438, Tambow 367, Twer 139, Tula 234, Cherson 811, Tschernigow 661, Jaroslaw 15, Bessarabien 1052, Kaukasien 455, Land der Don. Kosaken 1069, zusammen 27,013.

Nach einer spätern Mittheilung hatten die nachbenannten Gouvernements bis zum 25. October noch Cholerakranke, und zwar:

Archangel 6, Astrachan 12, Witepsk 786, Wilna 1388, Wladimir 8, Volhynien 357, Woronesch 85, Grodnow 298, Jekaterinoslaw 30, Estland 3, Kasan 42, Kaluga 11, Kiew 107, Kursk 19, Liefland 1, Minsk 681, Mohilew 534, Moskau 94, Nischny-Nowgorod 11, Olonez 2, Orenburg 5276, Orel 353, Pensa 47, Perm 2, Podolien 196, Poltawa 425, Riäsan 39, Saratow 142, Simbirsk 13, Ukraine 28, Smolensk 67, Taurien 29, Tambow 1, Tula 54, Cherson 487, Tschernigow 364, Bessarabien 197, Kaukasien 85, Grusien 1, Donische Kosaken 38, zusammen 12,313.

Eine spater erschienene Uebersicht giebt den Stand der Cholera im Russischen Reiche bis zum 13. November an, und zwar waren noch Cholerakranke vorhanden, in den Gouvernements:

Astrachan 12, Wilna 738, Volhynien 343, Witebsk 1317, Woronesch 61, Grodnow 322, Jekaterinoslaw 17, Estland 4, Kasan 6, Kaluga 3, Kiew 15, Kurland 14, Liefland 10, Minsk 623, Mohilew 323, Moskau 5, Olonetz 3, Orenburg 679, Podolien 228,

Poltawa 9, Riäsan 2, Saratow 92, Smolensk 32, Taurien 20, Tula 66, Cherson 285, Bessarabien 180, Bialystok 160, Kaukasien 27, Don. Kosaken 11, zusammen 5607.

Eine in der Mitte December erschienene Uebersicht giebt nur noch acht Gouvernements an, in welchen sich Cholerakranke befanden, davon hatte:

Archangel 4, Kurland 6, Minsk 436, Grodno 314, Liefland 3, Wilna 705, Volhynien 343, Bialystok 39, zusammen 1850.

Ausser diesen befanden sich im Gouvernement Finnland, in der Stadt Abo, nach dem in den letzten Tagen des Decembers erfolgten neuen Ausbruch der Cholera, noch 29 Kranke.

Nach der neuesten, vom Ministerium des Innern erfolgten Bekanntmachung hatte das Gouvernement Kurland am 29. Decbr. noch 10, und das Gouvernement Liefland am 30. Dec. noch 4 Cholerakranke. Von den übrigen Gouvernements waren keine neuen Anzeigen über Erkrankungen eingegangen.

Aus diesen Angaben geht hervor, dass in allen Russischen Gouvernements, in welchen die Cholera bereits im vorigen Jahre herrschte, diese auch 1831 entweder fortgedauert, oder aufs Neue ausgebrochen ist.

Die Zahl der überhaupt in Russland an der Cholera Verstorbenen ist nicht genau auszumitteln; sie soll, nach einer Angabe aus St. Petersburg, sich bis Anfang August 1831 auf 75,000 belaufen haben, welches allerdings ein sehr günstiges Verhältniss gegen die Verheerungen der Seuche in andern Staaten gäbe.

Nachdem wir nun der Verbreitung der Cholera in Russland gefolgt sind, wenden wir uns nach dem Königreich Polen, wohin sie vom Dnieper und Dniester vorschritt, und zu ihren Verheerungen leider die günstigsten Umstände vorfand.

Die Armee, welche Feldmarschall Graf *Dibitsch-Sabalkanski* aus der Gegend von Bialystok im Februar d. J. nach Polen fuhrte, war von der Cholera nicht behaftet; selbst die Gouvernements westlich von Moskau, wo diese Truppen vor ihrem Aufbruch standen, waren damals von dieser Krankheit noch frei.

In der Mitte Januar war die Cholera durch Handelsjuden nach Brzesc-Litewski gebracht worden, wo sie sich, doch nur schwach, den Truppen in der Stadt und in den nächsten Kantonirungen mittheilte; sie verschwand jedoch wieder, als sich die Armee in Bewegung setzte und in Polen einrückte. Anfangs März aber zeigte sich die Cholera unter den Juden in Brzesc-Litewski, demnächst aber auch bei der dortigen Garnison. Das Eindringen der Krankheit in Polen erfolgte zugleich in die Woiwodschaft Podlachien, auf der von Brzesc-Litewski nach Warschau führenden Chaussee. Von hier verbreitete sie sich südlich nach der Woiwodschaft Lublin. In der Woiwodschaft Augustowo erschien die Cholera beim Vorrucken der Russischen Hauptarmee und des Gardekorps. Nachdem die Krankheit in der Woiwodschaft Masowien am rechten Ufer der Weichsel ausgebrochen war, und sich die ersten Spuren derselben in Warschau gezeigt hatten, suchte sie nach und nach auch die übrigen Woiwodschaften Plock, Krakau, Sandomir und Kalisch, so wie den Freistaat Krakau heim.

Bei dem Zustande, in welchem sich das Königreich Polen während der Zeit, wo die Cholera dort herrschte, befand, fehlt es natürlich an allen genauen amtlichen Nachrichten über die Verheerungen, welche in diesem Lande durch die Krankheit angerichtet wurden. Wir können aus diesem Grunde hier auch nur diejenigen Data angeben, welche öffentliche Blätter lieferten.

In der Woiwodschaft Podlachien zeigte sich die Cholera am 24. März in der Stadt Biala mit 1500 Einwohnern. Von letzteren waren bis zum 8. Mai 211 Personen erkrankt, davon 69 gestorben und 121 genesen. Im Russischen Militairlazareth betrug die Zahl der Kranken 725, wovon 301 gestorben und 385 genesen waren. In der Stadt Miedzyrzyce erkrankten in demselben Zeitraume 369 Einwohner, wovon 191 starben und 106 genasen. Beim Militair waren 912 Cholerakranke, es starben 424 und genasen 174. In Siedlce waren vom 30. März bis 8. Mai 1000 Einwohner erkrankt und davon 300 gestorben. Beim Militair betrug die Zahl der Kranken 2211, gestorben waren 931 und genesen 431.

In der Woiwodschaft Masovien zeigten sich die ersten Spuren der Cholera in Warschau am 20. April.

Die Volksmenge dieser Hauptstadt betrug vor der Revolution 139,000, sie belief sich jedoch im October d. J. nur noch auf 113,943 Individuen, unter welchen 29,214 Juden. Demnach hatte sich die Bevölkerung der Stadt seit dem Ausbruch der Revolution um 25,000 Personen vermindert.

In der Polnischen Armee war sie schon früher und zwar nach dem Gefecht von Iganie ausgebrochen. Die Zahl der in Warschau bis zum 7. Mai in den Lazarethen und Häusern Erkrankten, betrug 2580, wovon 1110 gestorben und 192 genesen waren. Bis zum 30. Juni waren der Angabe nach überhaupt erkrankt 4247 Individuen, worunter 2780 vom Militair, und gestorben 2178, unter denen 762 vom Militair. Hierbei sind die Juden nicht mitgerechnet, die überall am heftigsten von der Cholera befallen wurden.

Nach einer Nachricht vom 2. Novbr. aus Warschau, hatte die Cholera daselbst aufgehört, weshalb das in der Bagatelle für die ärmere Einwohnerklasse eingerichtete und auf Kosten der Stadt unterhaltene Cholera-Hospital wieder geschlossen worden war. Am 4. und 5. Novbr. fanden daselbst einige neue Erkrankungen an der Cholera statt; ebenso den 13. und 14. desselben Monats. Die Krankheit äusserte sich so heftig, dass da, wo nicht die schnellste ärztliche Hülfe stattfand, der Tod in wenigen, spätstens in 24 Stunden eintrat. Auch im December kamen noch Cholerakranke vor. Nach den für das Jahr 1831 bekannt gemachten Listen wurden während desselben in Warschau 4850 Kinder geboren. Es starben im Ganzen 11,111 Personen, unter diesen 2309 an der Cholera, welche Angabe gewiss bei weitem zu gering ist.

Von Warschau verbreitete sich die Krankheit über die ganze Woiwodschaft und befiel besonders die Städte Warka, Grojez, Biala, Rawa, Lenczyc, Sluzewo, Klodawa und Izbiza. Viele erkrankte Landleute brachte man nach Warschau in die Hospitäler, aber oft wurden diese Unglücklichen, die kaum ein Zeichen des Lebens von sich gaben, aus pedantischer Formalität von Beamten zu Beamten umhergeführt, und mussten den grössten Theil des Tages auf den Strassen der Hauptstadt ohne Arznei, ohne Hülfe, ohne Rettung zubringen.

Noch in der ersten Hälfte des Octobers zeigte sich die Krankheit auf den umliegenden Dörfern von Warschau, und zwar mit grosser Intensität. Eben so erfolgten im November und December noch einzelne Erkrankungen auf dem Lande.

In der Woiwodschaft Lublin war die Cholera Ende März zuerst in Pulawi an der Weichsel ausgebrochen, worauf sie in Zamosc erschien und von der dasigen Garnison täglich 30 bis 40 Menschen wegraffte.

In der Woiwodschaft Augustowo erschien die Cholera als sich die Russische Hauptarmee und das Garde Korps gegen Ende April von beiden Seiten her dem Bug näherten, zuerst am 23. April in der Stadt Augustowo und Umgegend. Den 25. war sie in den Kantonirungen bei Czyzewo, den 28. in Ostrolenka, den 2. Mai im Lager bei Lomza. Sie verbreitete sich nun in der ganzen Woiwodschaft.

In der Woiwodschaft Kalisch waren in Petrikau vom 28. Mai bis 5. Juli 39 Cholerakranke, von denen 11 starben und 28 genasen. Man richtete in der Eile zwei ausserhalb der Stadt gelegene Militair-Pferdeställe, einen für die Christen, den andern für die Juden zu Hospitälern ein, allein die Kranken lagen unmittelbar auf dem steinernen Boden und hatten keine andere Bedeckung, als ihre Kleider. Die Sterblichkeit war aus diesem Grunde ausserordentlich. Durch Sperrungsmaassregeln wurde der Krankheit kein Hinderniss in den Weg gelegt, dieselbe vielmehr nur noch vermehrt; und da man die ärmsten Familien aus der Stadt verwies, wurde sie von hier über Radomsk, Konskie, Kielce, Chenciny bis Pinczow in der Krakauer Woiwodschaft gebracht, wo sie notorisch auf diese Weise eingeschleppt ward.

Nach dem Dorfe Ladrontz brachte ein Bauer die Cholera durch ein Paar alte Stiefeln, welche er in Warschau gekauft hatte. Alle Bewohner seiner Hutte, 5 Personen, wurden ein Opfer derselben.

Nach Kolo wurde die Cholera durch einen jüdischen Fuhrmann aus Petrikau am 3. Juni gebracht. Bis zum 20. desselben Monats erkrankten daselbst 23 Individuen (18 Juden, 2 Burger und 3 Soldaten); nur

5 genasen, die übrigen starben. Bis zum 6. Juli waren daselbst 72 Personen erkrankt und 28 gestorben. In Konin starben in wenig Tagen 70, und in Kalisch vom 17. bis 23. Juli 159 Menschen. In Czentochau, wohin die Cholera von Sensenträgern gebracht wurde, welche man aus Warschau rücksichtslos in ihre Heimath entliess, starben in der Mitte Juli täglich 5 bis 6 Menschen; vom 28. Juni bis 17. Juli waren über 150 Personen gestorben. In Dzialoczyn starben bis zum 22. Juli 80 Cholerakranke.

In der Woiwodschaft Krakau kam die Cholera aus der Woiwodschaft Kalisch. Sie herrschte besonders in Kielce, Chenciny, Slominiki, wo sie viel Menschen, besonders Juden wegraffte; in Siewiecz, Pinczow, wo in 14 Tagen gegen 400 Menschen starben, Benzin und Krzieglow. In letzterer Stadt kam am 23. Juli ein Mädchen aus Krakau an um ihre Aeltern zu besuchen, und brachte ein neues Tuch mit. Noch an demselben Tage wurden die Aeltern von der Cholera befallen und am 24. war die ganze aus 8 Personen bestehende Familie todt. Freunde der Familie, welche in zwei andern Häusern wohnten, aber das Tuch besehen hatten, wurden auch von der Cholera ergriffen; bald mussten 10 Häuser abgesperrt werden und der Ort wurde mit einem Cordon umschlossen.

In der Woiwodschaft Sandomir erschien die Cholera Ende Mai. In Przysucha waren bis zum 8. Juni 101 Individuen erkrankt und 26 gestorben. In Opatow, einer Stadt von 2400 Einwohnern, erkrankten täglich über 20 Menschen. Der Ort war von den Behörden und Aerzten verlassen worden, so dass Warschauer Aerzte demselben Hülfe bringen mussten. Die Krankheit verbreitete sich über die ganze Woiwodschaft.

In der Woiwodschaft Plock brach die Cholera ebenfalls Ende Mai aus. Sie zeigte sich besonders in den Städten Sirock, Pultusk, Makow, Nasielsk, Plonsk, Dobrin und Modlin. In Dobrin waren bis zum 4. Juni 90 Menschen gestorben; in Modlin waren am 29. Juni 56 Kranke. Von Warschau wurden 3 Aerzte dahin geschickt. Im westlichen Theile der Woiwodschaft Plock brach die Cholera erst mit dem Eintreffen der kriegführenden Truppen aus.

Im Freistaat Krakau zeigten sich, was man anfänglich verheimlichte, die ersten Cholerafälle in der Hauptstadt mit 35000 Einwohnern am 16. Juni. Bis zum 7. Juli betrug die Zahl der Gestorbenen bereits 700, unter denen sich 500 Juden befanden. In einer Nacht erkrankten 52 und starben 34. Da sich das Volk vor den Hospitalern fürchtete, so verliessen die Befallenen oft ihre Wohnungen, um nicht vom Wirthe gemeldet zu werden, deshalb fand man gewöhnlich ein Viertheil der Gestorbenen Morgens auf den Strassen liegen. Die Kranken starben gewöhnlich innerhalb 24, oft schon innerhalb 10 Stunden; von 10 Befallenen wurden in der Regel nur 3 gerettet. Gegen den 20. Juli starben täglich 60 bis 90, und später, nach dem Eintritt der trockenen und warmen Witterung und der vielfältigen Vertheilung von guten Nahrungsmitteln an die durftigen Volksklassen, 50 bis 60 Menschen. Bis zum 20. Juli betrug die Zahl der Erkrankten in der Stadt 1912 Menschen, von denen 945 starben, 181 genasen und 786 noch krank waren. Im Gebiet des Freistaates mit einer Bevölkerung von 110000 Seelen (ohne Krakau) gab es in demselben Zeitraum 1252 Cholerakranke, davon starben 306, es genasen 217 und waren noch krank 729. In den letzten Tagen hatte sich die Krankheit auch in die höhern Klassen verpflanzt.

Hauptsächlich hatte sich die Krankheit in der Judenstadt (Kazemierz) festgesetzt, und da die jüdischen Religionsbegriffe den Zählungen zuwider sind, so waren statistische Notizen darüber durchaus nicht möglich. Um in diesem Theile der Stadt der Krankheit Gränzen zu setzen, griff man zu verzweifelten Mitteln. Man baute aus Marktbuden eine bretterne Stadt ausserhalb der Ringmauern, und hier, dem freien Luftzug Preis gegeben, nur mit Stroh und den dringendsten Geräthschaften versehen, wurden die ärmsten Juden, aus den Häusern, die die Cholera ergriffen hatte, einquartirt, und siehe, es half.

Nach Nachrichten aus Krakau von den ersten Tagen des Augusts hatte die Cholera unter den dasigen Juden ganz aufgehört, indem seit mehreren Tagen keiner mehr gestorben war; dagegen hatte sie unter den Christen noch keineswegs an Heftigkeit abgenommen. Die Hauptursache war das immerwährende Versammeln der letztern in den Kirchen, in welchen sich das arme Volk täglich bis tief in die Nacht zusammendrängte. Am 31. Juli wurde eine grosse Prozession zu Abwendung der Krankheit gehalten. Schon um 6 Uhr Morgens drängte sich die ganze christliche Bevölkerung auf den Platz; um 11 Uhr erst begann der Zug mit blossem Kopfe, bei einer Hitze von 25 Graden, von einer eiskalten Kirche in die andere. Vor dem grossen Marienbilde ausserhalb der Mutter Gottes-Kirche, wurden jeden Abend viele Lampen angezündet, und da lag das Volk bis Mitternacht auf den Knien und wie es hier Sitte ist, selbst auf dem Bauche über den kalten mit Nachtthau belegten Steinen der Strasse. Eine grosse Zahl Individuen waren schon das Opfer dieses Gebrauchs geworden. Ein Geistlicher erkrankte während der Messe an der Cholera.

In dem Badeorte Krzeszowiec, im Krakauer Gebiete, wo der Graf Potocki 100 verwundete Polnische Soldaten in seinem Schlosse aufgenommen hatte; in Chrzanow, einer kleinen Stadt, wo 180 Menschen starben, und in verschiedenen Dörfern des Krakauer Gebiets, grassirte die Cholera Ende Juli noch sehr stark, und da die meisten jungen Aerzte zur Polnischen Armee abgegangen waren, so fehlte es sehr an ärztlicher Hülfe.

Das Städtchen Trzebin, das sich sogleich abgesperrt hatte, war von der Cholera verschont geblieben. Eben so gab das Galizische Städtchen Podgorze einen neuen Beweis, dass durch strenge Sperrung, die Krankheit abgehälten werden kann. Dieser Ort, nur durch die kaum 80 Schritt breite Weichsel von Krakau getrennt, und dem angesteckteten Theil dieser Stadt gegenuber liegend, war zu Anfang August, nachdem die Cholera in Krakau schon 7 Wochen wuthete, noch von der Krankheit frei.

Bei der aktiven Russischen Armèe in Polen, war die Zahl der an der Cholera Erkrankten, nach einer amtlichen Nachweisung, bis zum 26. Juni folgende:

Namen der Truppen.	Seit dem Anfange der Cholera.			Krank waren noch.
	Erkrankte	Genesene	Gestorbene	
Im Garde-Korps den 21. April	983	320	311	352
In der Gardeabtheilung unter dem Grossfursten Cesarewitsch den 12. April	566	180	116	270
Im Grenadier-Korps den 6. April	3067	724	617	1726
Im 1sten Infant.-Korps d. 2. April	737	20	59	658
Im 2ten - - d. 13. -	47	33	4	10
Im 6ten - - d. 21. -	277	14	36	227
Im 3ten Res.-Kav.-Korps d. 18. Ap.	135	55	29	51
Im 5ten - - - d. 6. -	345	170	133	42
In der Abtheilung unter dem Generalmajor *Sincherojefsky* im April	193	11	1	181
Totale in der Armee	6350	1527	1306	3517
In Militair-Hospitälern.				
In Brzesc-Litewski d. 12. April	836	285	489	62
In Siedlic d. 30. März . . .	3163	1967	1136	60
In Mendseritsch d. 24. März	943	315	452	176
In Betofski d. 30. März . .	242	90	145	7
In Bialystok d. 23. April . .	326	154	164	8
Totale in den Militair-Hospitälern	5510	2811	2386	313

Der Feldmarschall Graf *Diebitsch* starb in der Nacht vom 9. zum 10. Juni im Hauptquartier zu Kleczewo an der Cholera.

Die Krankeit zeigte sich in Polen und Russland ganz mit denselben Symptomen, wie bei ihrem Erscheinen in Asien; die Mehrzahl der Erkrankten fand auch hier, wo schleunige Hülfe fehlte, schon nach 6, 12 bis 18 Stunden den Tod; wenige nach 48 Stunden, die aber den dritten Tag erlebten, wurden meistens

stens hergestellt. In ihrem Vorrücken nach Polen folgte sie dem Zuge der kriegführenden Heere, und zwar auf den Strassen, und befiel zuerst immer nur die längs diesen zunächst gelegenen Ortschaften. Dieser Gang beweist wohl offenbar aufs Neue, dass ihrer Verbreitung ein eignes Contagium, ein Ansteckungsstoff, der von Menschen zu Menschen übertragen wird, zum Grunde liegen muss.

In den westlich von Russland gelegenen Staaten verbreitete sich die Cholera im Januar aus dem Städtchen Satanow in Podolien, auch nach Galizien, wo sie in den angränzenden Dörfern des Tarnopoler Kreises, Kalaharowska und Wychwatynce erschien. Hier und in noch zwei andern Dörfern erkrankten 24 Menschen, von welchen 13 starben und 11 genasen. Von da ging sie auch nach dem Czortkower Kreis, wo bis zum 30. Januar 172 Personen davon befallen worden, von denen 98 starben, 67 genasen und 7 noch krank waren.

Durch schnelle und energische Maassregeln der Regierung, wurde dieser erste Ausbruch der Cholera in Galizien schnell im Keim unterdrückt, allein leider hörten mit dem Nachlassen der Krankheit, auch die strengen Maassregeln gegen deren weitere Verbreitung auf, und das Oestreichische Gouvernement, sonst so vorsichtig im Sanitätswesen, behielt bloss die gegen einen kontagiösen Typhus gebräuchlichen Sicherheitsmaassregeln bei, indem man von dem Grundsatze ausging, dass die Cholera morbus, welche man wohl zu vorschnell aus Ostindien herkommen lasse, nicht den Charakter einer durch Kontagion sich verbreitenden Seuche habe, sondern allenthalben aus rein örtlichen und provinzialen, besonders in dem vorjährigen Misswachse gegründeten Verhältnissen, hervorgehe.

Die Folge war, dass im Frühjahr die Cholera

auf's Neue aus Russland nach Galizien drang und sich mit der fürchterlichsten Verheerung nicht nur über dieses ganze Königreich, sondern auch über Ungarn, Oestreich, Mähren und Böhmen verbreitete. Auf Allerhöchste Entschliessung S. M. des Kaisers, wurden zwar im Mai die nachdrücklichsten Maassregeln zur Abwendung der Verbreitung der Krankheit nunmehr angewendet, der Cordon längst der Granze gegen Polen und Russland wieder hergestellt, und Galizien langs der Mahrischen und Schlesischen Gränze durch einen Sanitäts-Cordon gänzlich abgesperrt, allein in wenig Wochen war dessen ungeachtet ganz Galizien von der Cholera heimgesucht.

Das Verhaltniss der Erkrankten, Genesenen und Gestorbenen in den verschiedenen Kreisen war, nach den amtlichen Angaben, daselbst, und zwar in Ansehung der Personen vom Civilstande bis zum 13. Aug. in Ansehung jener vom Militair bis zum 6. August und in Ansehung der Stadt Lemberg bis zum 16. August, folgendes:

Nanen des Kreses.	Zahl der ergriffenen Ortschaften.	Gesammtzahl der Kranken.	Hiervon sind genesen.	Hiervon sind gestorben.	In der Behandlung verbliebene Kranke.
Czartkow	30	14314	9493	4762	59
Stry	167	11012	5073	4151	1788
Zolkiew	27	2232	1038	1001	193
Stanislau	96	13578	8357	4470	751
Kolomea	39	4764	2503	1990	271
Zloczow	70	11967	7032	4647	288
Brzezan	120	10232	5863	3538	831
Bukowine	23	1238	618	539	81
Tarnopol	13	7964	3893	3208	63
Przemysl	45	3897	1544	1845	508
Sanok	71	2510	1101	854	550
Sambor	59	6027	2621	2509	197
Lemberg	47	2801	1266	1285	250
Rzeszow	27	1451	533	648	270
Tarnow	9	683	242	263	173
Jaslo	8	274	115	122	37
Bochnia	48	3879	1506	1544	829
Wadowice	7	157	42	63	52
Lemberg, Hauptstadt	—	4944	2283	2593	68
Gesammtzahl	906	103124	55123	40032	7968
Beim Militair		3569	1690	1442	437
Gesammtzahl beim Civil u. Militair		106693	56813	41474	8406

In Lemberg, der Hauptstadt von Galizien, mit 45000 Einwohnern, worunter 15000 Juden, erschien die Cholera zuerst am 21. Mai in der Caserne des Regiments Mariassi, und wurde durch 3 Mann der Escorte des *Dwernitzki*'schen Korps dorthin gebracht. Absperrung der infizirten Häuser fand nicht statt. Mehrere Erkrankungs- und Todesfälle erfolgten hier auch in den höhern Ständen. Bei vielen Krankheitsfällen, erwiesen durch Ansteckung, erfolgte der Ausbruch gewöhnlich am dritten Tage nach dem Contact. In Brody, einer Handelsstadt mit 24,000 Einwohnern, worunter 16,000 Juden, würde die Cholera durch einen Kranken aus Bialykamien eingeschleppt. Die grosse Unreinlichkeit, die vielen Juden und engen Strassen, waren hinlänglicher Stoff zu einer grossen Verheerung. In einem Monate, vom 6. Mai bis 7. Juni erkrankten hier allein 4639 Personen, wovon 2093 genasen und 1767 starben. Es fand keine Absonderung der Kranken von den Gesunden Statt. Aus der Stadt Tarnow, mit 3400 Einwohnern, wurden die Juden ausgetrieben und in Baracken vor der Stadt untergebracht. Die Kaufläden wurden durch das Militair geschlossen. Im Kreise und der Stadt Tarnow starben täglich etwa gegen 180 Personen von den Einwohnern und 20 vom Militair.

Feldmarschall - Lieutenant *von Stutterheim*, Kommandant des Cordons an der Wisloka ward am 19ten Juli zu Pilsno ein Opfer der Krankheit. Gleiches Schicksal hatte 4 Tage später seine Gemahlin.

In Bochnia wüthete die Cholera mit solcher Heftigkeit, dass die Absperrung der Häuser aufgehoben werden musste, indem Alles infizirt war.

Folgendes ist die Uebersicht des Krankheitszustandes der mit der Cholera befallenen Kreise Galiziens bis zum 8ten September.

In 1842 Ortschaften waren 208,795 Personen erkrankt, davon 122,406 genesen, 78,714 gestorben und 7675 noch Bestand. Beim Militair betrug die Zahl der Erkrankten bis zum 20sten August 4022, die der Genesenen 2212, die der Gestorbenen 1613 und der noch in Behandlung befindlichen 188.

In Lemberg hat die Cholera 18 Wochen gedauert, in welcher Zeit daselbst 5013 Individuen erkrankten, wovon 2392 genasen und 2621 starben. Folgendes ist das Verhältniss der Erkrankungen etc. in den einzelnen Wochen:

1ste Woche	147	erkrankt	7	genesen	81	gestorben.
2te	—	337	—	10	—	177	—
3te	—	508	—	110	—	262	—
4te	—	776	—	127	—	360	—
5te	—	792	—	304	—	415	—
6te	—	907	—	369	—	390	—
7te	—	631	—	332	—	389	—
8te	—	314	—	352	—	200	—
9te	—	286	—	262	—	158	—
10te	—	105	—	242	—	80	—
11te	—	72	—	93	—	47	—
12te	—	50	—	58	—	28	—
13te	—	34	—	35	—	11	—
14te	—	23	—	30	—	7	—
15te	—	15	—	31	—	10	—
16te	—	12	—	22	—	4	—
17te	—	8	—	4	—	1	—
18te	—	1	—	4	—	1	—

Nach neuern amtlichen Angaben herrschte die Cholera in Galizien in der zweiten Hälfte October, noch in 45 Ortschaften. Im Ganzen waren bis dahin, seit dem Ausbruch der Seuche, bei einer Bevölkerung von 3,800,000 Seelen, 259,494 Individuen daran erkrankt, wovon 161,765 genasen, 97,520 starben und 201 noch in der Behandlung waren. Das Verhältniss in den einzelnen Kreisen war folgendes:

Namen der Kreise.	Zahl der noch befallenen Ortschaften.	Seit dem Ausbruch der Cholera sind Personen davon befallen worden.	Hiervon sind genesen.	Hiervon sind gestorben.	Es bleiben noch in der Behandlung.	Bemerkung.
Wadowicer	9	4038	2187	1832	19	bis 22. Octob.
Bochniaer	3	7188	4127	3060	1	bis 15. Octob.
Sandecer	22	4834	3043	1659	132	bis 22. Oct.
Jasloer	7	9563	5586	3965	14	bis 22. Oct.
Tarnower	3	5224	2824	2399	1	bis 22. Oct.
Rzeszower	2	7798	4326	3472	—	bis 22. Oct.
Sanoker	—	18186	12793	5393	—	seit dem 8. Oct. gesund.
Samborer	2	33974	23219	10755	—	bis 22. Oct.
Przemysler	1	11504	6975	4519	10	bis 22. Oct.
Zolkiewer	2	9362	5317	4045	—	bis 22. Oct.
Lemberger	2	5416	3083	2332	1	bis 22. Oct.
Zloczower	—	18853	11752	7101	—	seit dem 1. Oct. gesund.
Tarnopoler	—	10629	5809	4820	—	seit dem 8. Oct. gesund.
Czortkower	2	16761	10923	5835	3	bis 22. Oct.
Brzezaner	1	23880	15386	8494	—	bis 22. Oct.
Stryer	3	24325	15331	8989	5	bis 22. Oct.
Stanislauer	1	23548	15573	7975	—	bis 22. Oct.
Kolomeaer	3	8860	5155	3705	—	bis 22. Oct.
Bukowinaer	2	6326	3431	2891	4	bis 22. Oct.
Lemberg, Hauptstadt	—	5015	2393	2622	—	seit dem 14. Oct. gesund.
Beim Militair	—	4208	2532	1665	11	bis 31. Oct.
Zusammen	45	259494	161765	97528	201	

Bis zum 19ten November waren überhaupt 259,805 Personen erkrankt, 162,083 genesen und 97,654 gestorben, 68 befanden sich noch in der Behandlung. — Aufgehört hatte die Krankheit bis dahin im Zloczower, Sanoker, Tarnopoler, Rzeszower, Samborer, Zolkiewer, Brzezaner, Stanislauer und Kolomeaer Kreise, so wie in der Stadt Lemberg.

Am 31sten December hatte die Cholera in ganz

Galizien bis auf eine Ortschaft des Sandecer Kreises, in dem sich jedoch auch nur noch ein Kranker befand, aufgehört. Seit dem Ausbruch der Cholera waren in sämmtlichen Kreisen, in der Hauptstadt Lemberg und im Militair 260,044 Personen erkrankt, 162,273 genesen und 97,770 gestorben und nur noch ein Erkrankter verblieben.

Aus den Galizischen Kreisen Colomea und Stry wurde die Cholera nach dem Königreich Ungarn gebracht, und durch Salzflösse aus den Gespannschaften Marmorosch und Zemplin, wo sie am 13ten Juni ausbrach, längs der Theis über Tokay nach Szonok verbreitet.

Im Zempliner Comitat, wo man, gestützt auf die Erklärung der Aerzte, dass die dort herrschende Krankheit nicht die Cholera sei, die dagegen vorgeschriebenen Maasregeln anzuwenden verabsäumte, und somit der Krankheit selbst freien Lauf liess, griff dieselbe im höchsten Grad um sich, und verursachte eine bedeutende Sterblichkeit. Im obern Theile dieses Comitats hingegen, als in Rozvagy und Leanyvar wo die nöthigen Vorsichtsmaasregeln sogleich in Anwendung gebracht worden waren, griff das Uebel weit weniger um sich, und die Sterblichkeit war geringer.

Dass die Verbreitung der Cholera längs der Theis durch Ansteckung erfolgte, geht aus nachstehenden officiellen Angaben des Oestreichischen Beobachters hervor: Am 25. Juni erkrankte zu Esettfalva im Beregher Comitate ein Salzflösser und darauf ein Bauer, der bei den Flössern Wachtdienste verrichtet hatte; am 25. und 26. erkrankten drei Personen in zwei Dörfern, unweit Tarkany in der Zempliner Gespannschaft, welche mit den Salzflössern Umgang gepflogen, eben so an denselben Tagen in der nämlichen

Gespannschaft, in Tokay 7 Personen, die mit den Salzflössern in Verbindung gestanden hatten. Ueberall, wo die Salzflösse längs der Theis gelandet hatten, brach die Cholera aus. Sie zeigte sich mit einiger Berührung der Comitate Beregh, Zemplin, Szabolch, Szathmar, Borsod und Heves bis zu dem Marktflecken Szolnok, wo es am 10. Juli 39 Cholerakranke gab. Nun verbreitete sich die Krankheit nach allen Seiten des Königreichs und drang verheerend fast in alle Comitate desselben. Am 15. Juli waren bereits 10, und am Ende desselben Monats 24 Comitate, 7 Freistädte, so wie die Heiduckenstädte von der Cholera befallen. In den zu dieser Zeit von ihr heimgesuchten 333 Ortschaften betrug die Zahl der Erkrankten 11,987, wovon 4876 starben, 1423 genasen und 5688 noch in der Behandlung blieben. Bis zum 13. August war die Zahl der angesteckten Ortschaften in 53 Jurisdictionen, auf 532 angewachsen, in welchen die Cholera 35,342 Individuen befallen hatte. Von diesen waren genesen 6078, gestorben 16,887 und noch krank 12,377. Im Monat August hatte die Krankheit fast in ganz Ungarn um sich gegriffen und wüthete überall auf eine schreckliche Weise, wozu wahrscheinlich die Unmässigkeit des gemeinen Volkes im Genusse schädlicher Obstarten, Melonen, Gurken &c. die an der Jahreszeit waren, viel beitrug. In Debreczin ergab sich das schreckliche Resultat, dass fast kein von der Cholera Befallener hergestellt wurde. Der entschiedene Widerwille gegen alle Arzneien und das Vorurtheil, dass die Aerzte das Volk vergiften wollten, hatte in Ungarn schreckliche Folgen. In der Borsoder Gespannschaft z. B. ist von beinahe 6000 Erkrankten auch nicht Einer genesen, derselbe Fall war in Larb, wo von 20,000 Einwohnern 800 starben. Begreiflicherweise blieben die Aerzte fern, wo ihre Bemühungen mit Steinwürfen belohnt wurden.

Nach Semlin wurde die Cholera durch ein aus Pesth nach Belgrad bestimmtes Schiff eingeschleppt. Dasselbe kam am 12. Aug. vor Semlin an, nur eine Person stieg ans Land, und schon am folgenden Tage waren 12 Personen an der Cholera erkrankt.

Die Türken in Belgrad hatten eine Quarantaine von dreissig Tagen für Waaren und Personen, die aus Ungarn kamen, angeordnet.

In Pesth erschien die Krankheit am 14. Juli, brach aber erst den 18. desselben Monats ernstlich aus, und entwickelte sowohl hier als in Ofen, welche Stadt sie zu gleicher Zeit befiel, einen bösartigen schnell tödtenden Charakter. In Pesth waren bis zum 4. August 564 Personen erkrankt und 317 gestorben; in Ofen betrug die Zahl der Erkrankten vom 15. Juli bis 4. August 346, und die der Gestorbenen 195. In den höher gelegenen Theilen dieser Stadt, nämlich der Festung, Christinastadt und Landstrasse, war die Krankheit unbedeutend, dagegen waren in der Wasserstadt und Neustift wegen der engen Strassen und der Nähe der Donau die meisten Kranken und Todten.

Vom 13. Juni bis 23. August hatte die Cholera in Ungarn bereits in 62 Jurisdictionen *) in 764 Ort-

*) Namentlich in den Ugocsaer, Borsoder, Zempliner, Beregher, Szaboleser, Szathmarer, Gomorer, Heveser, Marmaroser, Abaujvarer, Thuroczen, Csongrader, Unghvarer, Bacser, Graner, Trenosiner, Torontaler, Komorner, Saroser, Bekeser, Stuhlweisenburger, Pressburger, Neograder, Liptauer, Sohler, Tornauer, Pesther, Raaber, Zipser, Tolnaer, Arader, Baranyaer, Honther, Temeser, Weszprimer, Verocséer, Wieselburger, Barser, Biharer, Krasovaer und Simegher Comitaten; in den Jazyger-, Kumanier- und Csaikisten-Districten, in den Heiduken-Stadten

schaften 64,080 Personen ergriffen. Davon waren genesen 10,569, gestorben 32,223 und noch in der Behandlung 21,288.

In spätern Zeiträumen war der Stand der Cholera in summarischer Uebersicht folgender:

Datum.	Zahl d. Jurisdictionen.	Zahl der Ortschaften.	Erkrankt.	Genesen.	Gestorben.	Noch in Behandlung.
d. 30. Aug.	72,	1328,	111,960,	26,306,	56,008,	29,646.
d. 13. Sept.	80,	2269,	232,580,	80,699,	109,264,	42,617.
d. 27. Sept.	83,	2518,	265,000,	102,657,	122,244,	40,099.
d. 20. Octb.	86,	2962,	335,711,	151,020,	151,734,	32,957.
d. 31. Octb.	87,	3690,	410,924,	193,764,	171,777,	38,383.
d. 15. Nov.	89,	3777,	425,834,	207,378,	184,796,	33,660.
d. 22. Nov.	89,	3846,	435,330,	215,464,	187,998,	31,868.
d. 6. Dcb.	90,	4007,	453,764,	227,621,	195,679,	30,464.
d. 13.*) Dcb.	90,	4012,	455,377,	229,145,	161,652,	29,580.
d. 27. Dcb.	90,	4173,	465,479,	245,214,	201,021,	19,051.

Unter obigen Zahlen sind die Erkrankten vom Militair mit begriffen.

In Ofen und Pesth war die Krankheit gegen

und in den Kgl. Freistadten Szathmar-Nemethi, Kaschau, Pesth, Ofen, Bartfeld, Debreczin, Maria-Theresiopol, Szegedin, Raab, Altsohl, Gran, Komorn, Stuhlweissenburg, Bosing, Briesz, Kasmark, Neusatz und Temeswar.

*) Zu den oben benannten Comitaten und Freistadten waren bis zum 15. December als angesteckt hinzugekommen: das Oedenburger, Arvaer, Czanader, Neutraer, Szalader und Sirmier Comitat, die Banatische Militairgranze, der District der 16 Zipser Kronstadte, die Kroatische Militairgranze, und die Konigl. Freistadte Carpfen, Eperies, Neusohl, Modern, St. Georgen, Tirnau, Skalitz, Zeben, Kremnitz, Esseck, Pressburg, Konigsberg, Pukanz, Schemnitz, Zambor, Oedenburg und Libethen.

Ende August bedeutend im Abnehmen. Eine Zeit lang ergaben sich nur 2 bis 3 Krankheitsfälle täglich, allein zwischen dem 31. August und 1. September stieg die Zahl derselben wieder bis auf 13. Man nimmt an, dass der gebesserte Gesundheitszustand Viele zur Sorglosigkeit in der Diät und übrigen Lebensweise verführte. Nach Nachrichten vom 8. September kamen nur wieder einzelne Fälle der Krankheit vor, und die Bewohner beider Städte hofften auf eine baldige gänzliche Beendigung des Uebels. Am 20. September gab es in Pesth keinen Cholerakranken mehr. In Ofen kam an demselben Tage zu den noch vorhandenen 2 Kranken einer hinzu. Gestorben war an diesem Tage Niemand. Am 26. September gab es auch hier keine Cholerakranken mehr.

In Pressburg gelang es, die Seuche durch die Schutz- und Sicherheitsmaasregeln, welche auf Anordnung des Grafen *Franz Zichy*, als Kgl. Sanitäts-Commissair, ins Leben traten, und welche auf's kräftigste ausgeführt wurden, von der Stadt bis zum 9. September entfernt zu halten, obschon die Krankheit in allen Umgebungen derselben wüthete.

In Raab, wo bei 14000 Einwohnern von 1500 Erkrankten 640 von der Cholera weggerafft wurden, hatte die Krankheit am 15. September aufgehört. In Kaschau endigte sie, nachdem 528 Menschen ein Opfer derselben geworden waren, am 4. September, und gegen Ende desselben Monats liess das Uebel in mehreren Theilen des Königreichs sehr nach oder verschwand ganz, so dass man ihrem baldigen Erlöschen in diesem Lande entgegen sah. Im Pressburger Comitate waren bereits 38, im Wieselburger 9, im Raaber 27 Ortschaften für gesund erklärt, ebenso waren in den Freistädten Bösing seit dem 20., Modern seit dem 22., St. Georgen seit dem 27. und Tyrnau seit dem 24. September keine neue Ausbrüche der Cholera erfolgt, und am 28. war in den genannten Städten gar kein Kranker mehr.

In der Freistadt Skalitz starben vom 30. August bis 5. October von 435 Erkrankten 304; in Komorn, bei einer Bevölkerung von 15000 Seelen, bis zum letzten Octbr. 692. In Szegedin dauerte die Krankheit vom 18. Juli bis 26. August. In diesen 39 Tagen erkrankten von 26,000 Einwohnern 1312, von welchen 486 starben. In der Freistadt Temesvar brach die Cholera am 12. August aus und endigte am 1. Octbr. Von 13,000 Einwohnern erkrankten nur 166, wovon 120 starben, und diese auch nur wegen gar nicht oder zu spät gesuchter ärztlicher Hülfe. In Bartfeld dauerte die Cholera vom 15. Juli bis 26. August; von 1200 Erkrankten starben 396. Im Szathmaer Comitate herrschte die Seuche vom 21. Juni bis 12. Septbr. In 35 Communen dauerte sie gewöhnlich in jeder 30 bis 40 Tage; von 1387 Erkrankten starben 630. Höher liegende Ortschaften, so wie die Gebirgsgegend, blieben von dem Uebel verschont, eben so jene Orte, in welchen die Fieber im Monat Juli und August mehr als gewöhnlich herrschten. In Eperies mit 7400 Einwohnern erkrankten 858 Individuen, von denen 225 starben; an einem Tage, dem 11. August, fielen 27 Einwohner als Opfer; die Krankheit dauerte daselbst vom 22. Juli bis 15. Septbr. In Theresiopel starben vom 28. Juli bis 8. Septbr., wo die Krankheit aufhörte, 3000 Menschen. In Leutschau fing die Cholera am 9. August an und dauerte bis zum 28. Septbr. Von den 5300 Einwohnern dieser Stadt erkrankten 1067, wovon 364 starben. In Eszek herrschte die Cholera nur mild, da von einer Bevölkerung von 9647 Seelen nur 78 Personen erkrankten und 32 starben.

In der Stadt **Pressburg** waren vom 9. Septbr. bis 31. Octbr., bei einer Bevölkerung von 30,000 Seelen, an der Cholera 1057 Personen erkrankt, davon genasen 862 und starben nur 188. Im Novbr. gab es nur noch einige Erkrankungen und am 7. desselben Monats hatte die Cholera gänz aufgehört. Den 27. Novbr. wurde deshalb in allen Kirchen der Stadt ein Dankfest gehalten.

Erloschen war die Krankheit bis zum 27. Decbr. in **Ungarn**, in 2252 Ortschaften, wieder ausgebrochen war sie in 130.

Im **Wieselburger Comitate** allein waren bis zum 20. Novbr., wo die Cholera aufhörte, von 52 Communen, welche der Comitat enthält, nur 10 verschont geblieben. In den übrigen 42, welche eine Gesammtbevölkerung von 56,013 Seelen haben, waren bis zum Erlöschen der Seuche 5902 Personen erkrankt, 3419 genesen und 2483 gestorben.

In der Stadt **Oedenburg** wurde am 3. Decbr. wegen dem Ende der Cholera das Dankgebet gehalten. Von der 12,000 Seelen betragenden Bevölkerung dieser Stadt erkrankten 343 und starben 108.

In der Freistadt **Zambor** wurden von 1300 Erkrankten 320 weggerafft.

In dem an Steiermark gränzenden **Eisenburger Comitate** waren nur 2 Ortschaften, Papocz und Miklosfa, von der Cholera heimgesucht, in welchen jedoch bei einer Bevölkerung von 1247 Seelen, von 138 Erkrankten nur 15 starben.

In der **Zempliner Gespannschaft** hatte die Cholera, nachdem sie volle 3 Monate gewüthet hatte, aufgehört. Von 40,439 Individuen, welche in 380 Ortschaften davon befallen wurden, genasen 21,787 und starben 18,672. Es waren in diesem Comitate 68 Ortschaften ganz von der Seuche verschont geblieben.

In der Gespannschaft Gomör wurden 6186 Individuen ein Opfer der Krankheit. In der Gespannschaft Bekes erkrankten 7875 Personen, von denen 5435 starben.

In Siebenbürgen war die Cholera am 27. Juli ausgebrochen. In Szaszvoroser Stuhle, im Hunyader und Ober-Albenser Comitate, dann im Kronstädter Distrikte, waren bis zum 10. August 504 Personen erkrankt, 182 gestorben, 154 genesen und 168 noch in der Behandlung. Die Krankheit breitete sich hierauf am rechten Ufer der Maros aus, und ergriff mehrere Ortschaften im Hunyader Comitat. laut Nachrichten aus Wien vom 11. October hatte sich die Cholera in Siebenbürgen bis dahin nicht sehr verheerend gezeigt; denn die durch dieselbe gefallenen Opfer betrugen damals im ganzen Grossfürstenthum kaum 500, wogegen aber die durch andere Krankheiten herbeigeführten Todesfälle so gering waren, das im Ganzen genommen die Sterblichkeit im Vergleich zu andern Jahren, weit geringer als sonst war. Nach amtlichen Nachrichten, welche bis zum 17. Novbr. reichen, betrug die Zahl der in Siebenburgen von der Cholera befallenen Ortschaften 121. In diesen erkrankten 2408 Personen, wovon 1277 genasen und 1115 starben; 16 befanden sich noch in ärztlicher Behandlung. Nach den einzelnen Comitaten stellte sich das Verhältniss in folgender Art:

Name der Jurisdiction.	Zahl der Ortsch.	erkrankt.	genesen.	gestorben.	Bestand.
Hunyader Comitat	33	524	278	246	—
Thordaer	7	313	229	84	—
Zarander	3	78	16	62	—
Unt. Albeiser . . .	11	228	109	119	—
Ob. Albeser . . .	5	63	20	43	—
Kuküllöer	10	42	33	9	—
Fogaraser Distrikt .	6	40	11	29	—
Udvarhelyer Stuhl .	3	53	30	23	—
Maruser	9	35	14	21	—
Hermannsädter . .	1	4	1	3	—
Kronstädtr Distrikt	18	452	122	330	—
Repser Stuhl . . .	6	95	44	51	—
Szaszkaroer . . .	5	191	126	65	—
Muhlenbaher . . .	1	3	1	2	—
Grossscheiker . . .	1	1	—	1	—
Marus Vaarhely Stadt	1	250	230	20	—
Udvarhely Markt .	1	36	13	7	16
Zusammen	121	2408	1277	1115	16

NachPrivatmittheilungen aus Wien, soll das Königreich Ungarn mit Siebenbürgen, bis zum Monat November gegen 300,000 Menschen an der Cholera verloren haben, indem man in Wien annimmt, dass in den amtlichen Berichten nur wenige angeführt sind, die in entegenen Dörfern starben.

Ausser Galizien und Ungarn wurden in diesem Jahre auch noch von den südlichen Ländern Europa's, die Moldau, Wallachei, Bulgarien und selbst die Hauptstad der Türkei von der Cholera heimgesucht, welche hier überall den bösartigsten Character zeigte.

In der Moldau brach die Krankheit bereits Anfangs April auf verschiedenen Punkten aus. In Jassy, wo sie den 14. Mai erschien, zeigte sie sich Anfangs nur in geringem Maasse. Man ergriff zwar die erforderlichen Vorsichtsmaassregeln, allein die morastige Lage der Stadt und ihre engen Strassen gaben zu begründeten Besorgnissen Anlass. Zu diesen Nachtheilen kam noch das schlechte Wetter in dieser Jahreszeit und der Regen, welcher Wochen lang strömte, so wie die Unmässigkeit der Einwohner im Genusse der sauern Milch, sauern Kirschen, Pfirsichen, Birnen, Gurken u. s. w. Die Krankheit stieg daher bald zu einer furchtbaren Höhe, indem sie besonders unter den Armen, vorzüglich unter den Juden und Zigeunern, wüthete. Den 10. Juni starben 95, den 11. 125, den 12. 145 Menschen. Personen aus allen Ständen, die sich vollkommen wohl befanden, fielen plötzlich bewegungslos hin, und starben kurz darauf. Die ersten Opfer waren die Aerzte der Stadt. Die Sterblichkeit erhob sich, bei einer Bevölkerung von 27000 Einwohnern, von denen noch dazu auf Anrathen der Regierung die Hälfte die Stadt verlassen hatte, in kurzem auf 180, und in der Mitte Juni auf 300 Menschen täglich. Jedermann verlor den Muth und die Bojaren verliessen ihre Posten, um sich in Sicherheit zu bringen. Die Ankunft des bevollmächtigten Divans-Präsidenten, Generallieutenants *Kisseleff*, welcher persönlich von Bukarest nach Jassy eilte, erhielt jedoch die Ordnung in der Stadt. Mit Hülfe der Russischen Beamten liess er Bivouaks fur die Einwohner errichten und sorgte für ihren Unterhalt. Endlich sank die Sterblichkeit; am 2. Juli war die Zahl der Todesfälle 12, am 3. 11, am 4. 24, am 5. 6. Bis zum 12. Juni waren von 2224 Erkrankten 1132 genesen und 977 gestorben. Als die Krankheit im Juli nachliess, waren bis zum 5. desselben Monats 5578 Personen erkrankt, davon 2447 genesen und 2779 gestorben.

Zuletzt

Zuletzt ergriff die Cholera noch alle Beamten des Präsidenten. Die Direktoren der Civil- und Militair-Kanzeleien, den Chef der diplomatischen Abtheilung und noch viele andere wurden plötzlich von ihr befallen, so dass der Präsident endlich allein blieb; doch seine Anstrengungen retteten die Stadt, in welcher 3000, nach andern Angaben 6000 Menschen bis zum 5. August, wo das Uebel aufhörte, ein Opfer derselben geworden waren. Gegen Ende Juli kehrten bereits viele Bojaren nach Jassy zurück, und die Kauf- und Kramläden wurden wieder geöffnet.

Auf dem Lande nahm die Krankheit noch im Anfange August an Ausbreitung und Heftigkeit zu, wurde aber bald milder, so dass nur hier und da noch einige Menschen erkrankten. Besonders heftig hatte sie in Galacz gewüthet, und eben so wenig die Gebirgsgegenden verschont. In der Stadt Zinnty waren bis zum 13. Juni 272 Personen erkrankt, 120 gestorben und 61 genesen. Ende August war die ganze Moldau von der Cholera befreit.

Nach der Wallachey drang die Cholera, trotz der vom General *Kisseleff* getroffenen Maasregeln ebenfalls vor, und wüthete am 20. Juli bereits auf allen Seiten um Bukarest. Bis zum 22. desselben Monats war es dem Gouvernement geglückt, die Stadt durch einen strengen Cordon zu schützen, allein am benannten Tage brach sie in dieser Stadt mit 60000 Einwohnern aus. Schon am dritten Tage waren von 293 Erkrankten 169 gestorben. 8000 Personen flohen aus der Stadt, und die Zahl der Fliehenden nahm bei der Bestürzung, welche daselbst herrschte, noch täglich zu; auch die meisten Aerzte und Apotheker suchten ihr Heil in der Flucht. Bald starben täglich 4 bis 500 Menschen und die unglückliche Stadt glich beinahe einer Wüste. Die Strassen waren mit Leichen besäet; denn jeden Augenblick fielen in denselben Menschen um, und Niemand wollte sich finden, die Todten zu begraben. Erst Ende August fing die Heftigkeit der Krankheit an, abzunehmen, und am 11. Sept. wurde das Dankfest über die Befreiung der Stadt gefeiert. Die Zahl der Einwohner in den beiden Fürstenthümern Moldau und Wallachay, belief sich nach zuverlässigen Berichten, beim Ausbruch der Cholera auf 2817162 Menschen, davon sind 33360 erkrankt und 20218 gestorben.

Auch auf dem rechten Ufer der Donau in Bulgarien wuthete die Cholera zu derselben Zeit mit gleicher Verheerung. Kein Hinderniss stand ihr in diesem Lande entgegen. Mit unbegreiflicher Schnelle verbreitete sie sich, nach Berichten aus Bukarest vom 20. Juli, über Ruszuk, Schumla und längs der Küste des schwarzen Meeres bis Mangalia.

Im September erstreckte sie sich über Rumelien und wuthete vorzüglich in Adrianopel, Gallipoli und Rodosto. Von hier griff sie schnell gegen Westen um sich, und raffte in Philippopel, Seres, Sophia und in Monastir eine grosse Zahl von Opfern weg; in letzterer Stadt besonders unter den Juden. Indem sie von hier ihre Richtung gegen Suden nahm, war sie bereits in Janina erschienen, so dass sie nun Griechenland und Italien bedrohte. Der Lord-Ober-Commissair der Jonischen Inseln traf bereits die nöthigen Maasregeln, um die Einschleppung der Krankheit zu verhindern. Nach einer spatern Nachricht aus Corfu war die Cholera, nachdem sie einige Zeit in Monastir aufgehört hatte, dort mit grösserer Wuth in den ersten Tagen des Novembers wieder ausgebrochen, indem sie täglich 18 bis 20 Personen, meist Juden, dahin raffte. Auch auf der Insel Milo, eine der Cykladen, brach sie aus, und sogar die Schiffsmannschaft der französischen Brig Dauphinois und eines östreichischen Schoners wurden davon befallen.

Zur grössern Sicherheit der östreichischen Gubernien Zara, Fiume, Laibach und Venedig wurde auf Allerhöchsten Befehl der bisherige Cordon zum Schutze des Gebietes von Fiume, und derjenige, welcher Illyrien von Militairisch-Croatien und von den türkischen Gränzprovinzen scheidet, wegen der in Albanien ausgebrochenen Cholera, in einen vom Militair besetzten, mit dem 27. December in Wirksamkeit getretenen Sanitäts-Cordon verwandelt.

Auch in Constantinopel erschien die Seuche im Anfange des Monats Juli. Mehrere von Galacz dort angekommene Individuen brachten sie dahin und wurden selbst die ersten Opfer derselben. Man fürchtete in der Hauptstadt des türkischen Reichs diese Krankheit mehr als die Pest, die gleichzeitig dort herrschte. Laut Nachrichten aus Constantinopel vom 10. August zählte man daselbst seit dem 1. desselben Monats 2 bis 3000 Erkrankungen an der Cholera; man hoffte indess, dass trotz der wenigen Vorsichtsmaasregeln, dieses Uebel keine grosse Verwustung anrichten würde, da es sich nicht in seiner ganzen Bösartigkeit zeigte. Der Aderlass, in der ersten Stunde der Krankheit vorgenommen, war bis dahin das einzige mit Erfolg angewendete Mittel. Nach spätern Nachrichten war die Cholera gegen Ende August, während die Pest bedeutender um sich griff, im Abnehmen, und am 10. September hatte sie beinahe ganz aufgehört, so dass fast keine Spur mehr von ihr vorhanden war. Allein in der ersten Hälfte des Monats November zeigten sich in der Vorstadt Galata wiederum neue Cholerafälle. Die grössten Verheorungen hatte sie in Constantinopel während der heissen Tage im Juli und August angerichtet. Bei den polizeilichen Einrichtungen in der Türkei kann man keine Angaben über die Opfer der Krankheit erwarten.

Die übrigen hier nicht genannten Länder des Osmannischen Reichs in Europa, scheinen von der Seuche befreit geblieben zu sein, wenigstens ist über deren Ausbruch in denselben nichts bekannt geworden. Nur in Servien *) erschien sie, doch fielen ihr nur wenig Opfer.

Wir haben früher den Gang der Cholera in diesem Jahre, aus Russland nach den Königreichen Polen, Galizien und Ungarn verfolgt; an diesen knüpfen wir jetzt, auf ihrem weitern Zuge gegen Westen, das Eindringen derselben in Teutschland und zwar in die Oestereichischen Staaten.

Die Oestereichische Regierung hatte, um dem Uebel zu begegnen, zuerst einen Militair-Cordon an der Russischen Grenze aufgestellt. Dieser wurde wie bereits erwähnt, bald wieder aufgelösst, allein das rasche Vorschreiten der Krankheit in Galizien veranlasste die Regierung, im Juni einen neuen Cordon an der Wisloka zu ziehen, indem ein zweiter Cordon an der Sola die Bestimmung hatte, die übri-

*) Im Herbst 1831 übersendete der Premierlieutenant *v. Pirch* im Königl. Preuss. Generalstabe, von Posen aus, dem Fürsten von Servien, Milosch Obrenowitsch, die Schrift des Dr. *v. Gumpert* über das Verhalten beim Ausbruch der Cholera. Der Fürst antwortete im Januar 1832:

„Die Cholera hat auch Servien, aber zum Glück so schonend besucht, dass es im Ganzen nicht 50 Seelen daran verloren hat. Gleich nach Empfang Ihrer Zuschrift, liess ich die demselben beiliegende Schrift des Dr. *v. Gumpert* übersetzen, und ihre Methode überall in Servien anempfehlen, welches auch gewiss dazu beitrug, dass jene Geissel der Menschheit uns nicht so hart mitgespielt hat."

gen Oestreichischen Provinzen sicher zu stellen. Dasselbe Mittel wurde ergriffen, um ein Vordringen der Seuche aus Polen zu verhindern; der Uebergang des Polnischen Korps unter dem General *Dwernicki*, bewirkte jedoch bald auch von dieser Seite das Eindringen der Cholera in Galizien. Der Cordon an der Wisloka wurde bereits im Juli von der Cholera durchbrochen, und aus diesem Grunde aufgelöst. Ungarn ward sogleich nach dem Ausbruch der Krankheit in Lemberg, längs der Grenze gegen Galizien abgesperrt, bald zeigte sich jedoch das Uebel im Rücken des Cordons, und zog mit Blitzesschnelle längs der Theis herab. Eben so wenig gelang es einem Cordon, welcher von der Siebenbürgischen Grenze angefangen, längs der Beretyo und dem Saroser Comitat, dann über Waitzen nächst dem Granflusse gezogen wurde, den weitern Fortschritten desselben Einhalt zu thun. Ein Cordon am rechten Donauufer aufgestellt, hatte dasselbe Schicksal; die Cholera überschritt die Donau und durchbrach eben so den Cordon, welcher zum Schutz von Niederöstreich und Mähren aufgestellt war.

Die Oestreichische Regierung, überzeugt dass weitere Cordonsziehungen mit den damit verbundenen Contumaz-Anstalten, sowohl mit Rücksicht auf die Finanzen, als auch auf die dazu nöthigen Truppen, physisch nicht möglich seien, verordnete, nachdem die Cholera bereits auch in die Residenzstadt eingedrungen war, dass ferner keine Cordons gezogen werden sollten, so wie sie später auch die Sperre zwischen den inländischen Nachbar-Provinzen und das Absperren der Häuser und Wohnungen, in welchen sich Cholerakranke befanden, aufhob. Nur längs der Grenzen gegen die südlichen Provinzen der Monarchie, deren Absatz und Handel in unmittelbarem

Verkehr mit den benachbarten Italiänischen Staaten und mit den ausländischen Seehäfen stehen, wurde die fernere Aufstellung eines Sanitäts-Cordons, vom Adriatischen Meere bis an die Baierische Grenze, zum Schutze der Oestreichisch-Italiänischen Staaten und Tirols unternommen.

Aus Ungarn war die Cholera bereits am 9. Aug. gegen Wien, bis über den Grenzfluss von Niederöstreich, die Leitha, vorgedrungen, und zeigte sich in den Cordonstationen des Teutsch-Banatischen Grenzregiments zu Rohrau und Hollern. Eben so zeigte sie sich am 23. August innerhalb der Grenze von Steiermark in der Stadt Fürstenfelde im Gräzer Kreise, wo es am darauf folgenden Tage 5 Cholerakranke gab. Bis zum 1sten Sept. waren daselbst 24 Personen erkrankt, wovon 14 starben und 10 geheilt wurden. Die Häuser sowohl als die Stadt waren sogleich cernirt worden, und da sich seitdem an keinem andern Orte eine Spur der Krankheit zeigte, so hoffte man in dieser Gegend das Uebel noch im Keim erstickt zu haben.

In der Haupt- und Residenzstadt Wien wurde auf Befehl Sr. Majestät des Kaisers ausser der Provinzial-Sanitäts-Commission für Niederöstreich, noch insbesondere für die Hauptstadt die Zusammensetzung einer Local-Sanitäts- und Approvisions-Commission angeordnet. Diese Commission trat bereits den 18. Juli in Wirksamkeit. Die Stadt und Vorstädte wurden in 32 Bezirke getheilt, von welchen jeder in Sectionen von 5 bis 6 Häusern in der Stadt und von 12 bis 20 in den Vorstädten zerfiel. Die Bezirke erhielten die nöthigen Commissairs und Aerzte und jede Section einen Sections-Commissair, welche letztere von den Hauseigenthümern gewählt wurden. Die städtische Behörde hatte schon lange vor dem

Erscheinen der Cholera, sowohl im Innern der Stadt als in den Vorstädten eine, auch für den schlimmsten Fall ausreichende Zahl von Spitälern vollkommen eingerichtet, wozu die grössten und bestgelegensten Häuser gewählt wurden. Am 21. Sept. gab es schon 17 dergleichen Cholera-Spitäler, welche zusammen 2640 Stellen fur Kranke enthielten. Zehn dieser Spitäler waren damals bereits im Gebrauch.

Eine vortreffliche Einrichtung waren die Krankenwärteranstalten, in welchen Personen beiderlei Geschlechts in allem unterrichtet wurden, was zur gehörigen Abwartung der Kranken erforderlich ist. Wohlhabende zahlten dergleichen Individuen ein Wartegeld, wofür sie augenblicklich bereit sein mussten ihre Dienste zu leisten.

Eine bedeutende Anzahl von Fabrik- und Gewerbs-Inhabern dieser Stadt beschlossen und erklärten, ungeachtet der damaligen Stockung im Absatze ihrer Erzeugnisse, ihre Arbeiter beizubehalten, und trotz dem damit verbundenen Verluste, Menschen in gegenwärtiger ausserordentlicher Zeit nicht brodlos zu machen, welche ihnen in bessern Zeiten geholfen hatten, ihren Wohlstand zu befördern. Die Repräsentanten der Pottendorfer Spinnfabrik errichteten allein aus ihren Mitteln in Pottendorf ein Spital mit 50 Betten, nebst allen andern Erfordernissen versehen, für ihre 1200 Arbeiter. Es bildeten sich, mit Unterzeichnung grosser Summen, Privatvereine, um brodlosen Fabrikarbeitern durch die zusammengeschossenen Fonds, ihre Fabrikate abzukaufen. Auf diese Art that man alles, um dem herannahenden Feinde gerüstet entgegen zu treten.

Die Bevölkerung der Stadt Wien incl. der 34 Vorstädte, beträgt nach der Zählung von diesem Jahre 222,462 Seelen, worunter jedoch 97,474 als Fremde angemeldete Personen und die Garnison, welche selten unter 15,000 Mann beträgt, nicht mit begriffen sind, so dass die Gesammtbevölkerung zu 335,000 Einwohnern angenommen werden kann. Die Zahl derjenigen, welche bei Annäherung der Cholera sich theils aus Furcht vor derselben aus der Residenz entfernten, theils weggewiesen wurden (unter letztern viele nicht ansässige Juden), giebt man auf mehr als 42,000 an.

Nachdem sich bereits in der zweiten Hälfte des Monats August in Wien mehrere Krankheits- und Sterbefälle ergeben hatten, welche den Aerzten bedenklich schienen, bei denen man jedoch, ungeachtet des Zunehmens der Erkrankungen, nur Symptome der sporadischen Cholera erkennen wollte, so wuchs, nach einem dreitägigen anhaltenden und auffallend kalten Regen, in der Nacht vom 13. auf den 14. Sept. die Cholera im Innern der Hauptstadt zu einer grössern Ausdehnung. Am letztern Tage waren 41 Personen erkrankt, 1 genesen und 10 gestorben. Am 15. betrug die Zahl der seit dem Ausbruch an der Cholera Erkrankten bereits 180, am 16. 307, am 17. 418, am 18. 548, am 19. 665, am 20. 764. Davon waren genesen 47, gestorben 303 und noch in ärztlicher Behandlung 414.

Die Cholera raffte gleich in der ersten Woche in Wien zwischen 60 und 70 Personen aus den höhern Ständen weg. Jede Leiche ohne Ausnahme wurde auf dem Cholera-Begräbnissplatz beerdiget. Die Aerzte benutzten, nach der Individualität der Kranken, verschiedene Heilmethoden; als letztes Mittel wurden gewöhnlich Eis und kalte Getränke angewendet, wodurch eine grosse Anzahl dem Tode entrissen worden sein soll.

Beim Militair waren anfänglich, bei der in den Casermer stattfindenden geregelten Ess- und Lebensweise, und der strengen Aufsicht nur wenig Kranke. Im October nahm die Zahl derselben jedoch ebenfalls zu. Von der 15000 Mann starken Garnison waren bs zum 10ten des benannten Monats 290 Mann erkrankt, wovon 90 genasen, 80 starben und 120 sich noch in der Behandlung befanden. Bis zum 1sten Decenber, von welchem Tage ab, nach den Bülletins beim Militair keine Cholerafälle mehr vorkamen, waren 302 Individuen erkrankt, davon 195 genesen und 107 gestorben.

Wie an andern Orten, stritten sich auch in Wien die Ärzte über den contagiösen oder miasmatischen Character der Cholera, und jede Parthei führte Fälle an, welche für ihre Meinung sprechen sollten. Der ausserordentliche Fall im Cholera-Spital in der Vorstadt Rossau, in welchem binnen wenig Tagen neun von den daselbst angestellten Personen erkrankten, sprach allerdings für die Contagionisten.

Man erklärte sich in Wien häufig für die Hypothese, dass die Cholera rein tellurisch sei, durch mephitische Dunste erzeugt werde, die im Innern der Erde gebildet, sich zuerst dem Wasser mittheilen. Man schrieb den ersten Ausbruch der Krankheit einem mehrtägigen Regen zu. Allein der Regen fiel eben so gut in den Vorstädten, wie im ganzen Kessel des Donauthales, und gleichwohl war die Cholera zuerst nur im Innern der Stadt, wo öfters in demselben Hause 10 und mehrere Personen erkrankten, während die Bewohner anderer Hauser, welche unmittelbar an jene stiessen, gesund blieben, weil dort das Wasser, nach der aufgestellten Meinung, nicht mit tellurischem Miasma geschwängert war.

Der Professor *Baumgarten* machte täglich Beobachtungen über die Beschaffenheit der Atmosphäre, welche kein anderes Resultat lieferten, als dass die Luft schon seit mehreren Wochen weniger elektrisch war.

Im Ganzen hatte das Uebel in Wien einen nervösen Charakter. In den Todtenlisten wurden viele Individuen als am Nervenfieber gestorben angegeben; diese hatten aber vorher fast immer die Cholera im hohen Grade gehabt, wurden dann hergestellt, starben aber später wegen grosser Schwache. Da übrigens von den nicht angestellten praktischen Aerzten besondere Eingaben und Verzeichnisse von ihren Cholerakranken nicht streng verlangt wurden, so geht daraus hervor, dass die öffentlichen Listen uber die Erkrankungs- und Todesfälle nicht vollständig sein können.

Im Irrenhause erkrankten 26 weibliche und 19 männliche Personen; von ersteren starben 19, von letzteren 5. Die Krankheit hatte den Zustand des Rasens oder des Wahnsinns im Geringsten nicht modificirt.

Folgendes ist der Verlauf der Cholera in Wien seit ihrem Ausbruche, nach Wochen gerechnet:

1ste Woche,	erkrankt	764,	genesen	47,	gestorben	303,
2te	—	442,	—	252,	—	158,
3te	—	391,	—	184,	—	200,
4te	—	509,	—	375,	—	274,
5te	—	434,	—	242,	—	226,
6te	—	399,	—	179,	—	288,
7te	—	326,	—	190,	—	185,
8te	—	281,	—	120,	—	126,
9te	—	204,	—	141,	—	84,
10te	—	134,	—	110,	—	72,
11te	—	96,	—	77,	—	43,
12te	—	43,	—	83,	—	23,
13te	—	28,	—	43,	—	17,

14te	—	—	24,	—	55,	—	7,
15te	—	—	12,	—	30,	—	5,

Am 31. December betrug die Zahl aller in Wien an der Cholera erkrankten Individuen 4093, davon waren genesen 2134, gestorben 1953 und noch in ärztlicher Behandlung 6. Im Laufe des Jahres 1831 betrug die Zahl der Verstorbenen in Wien überhaupt 16784 Personen, wonach sich im Vergleich mit dem Jahre 1830 eine Vermehrung der Sterblichkeit von 3076 Individuen zeigte. 1953 kamen davon auf Rechnung der Cholera.

Der Kaiserliche Hof, welcher seit dem Ausbruche der Cholera das Lustschloss Schönbrunn bewohnte, kehrte am 17. Novbr. nach Wien zurück.

Nachdem die Krankheit in Nieder-Oestreich in den ersten Tagen des Augusts in Rohrau, Bachfurth, Hollern, Gerhaus und Bruck an der Leitha, Kreis Unter-Wienerwald, ausgebrochen war, beschränkte sie sich bloss auf jene Orte, wo sie noch im Verlauf desselben Monats verschwand. Vom ersten September ab zeigten sich jedoch Spuren der Krankheit in andern Orten dieses Kreises sowohl, als in dem Kreise Ober-Wienerwald und Unter-Manhardsberg. Bis zum 30. September waren im Kreise Unter-Wienerwald in 31 von der Cholera befallenen Ortschaften 242 Individuen erkrankt, 45 genesen und 171 gestorben. Im Kreise Ober-Wienerwald waren in 2 Ortschaften 5 Personen erkrankt, 3 genesen und 2 gestorben. Im Kreise Unter-Manhardsberg betrug die Zahl der Erkrankten in 7 Ortschaften 49, die der Genesenen 22 und die der Gestorbenen 24. Der Kreis Ober-Manhardsberg war bis dahin noch ganz verschont geblieben.

Auf dem Lande um Wien war die Cholera wenig und dabei sehr ungleich verbreitet. In manchen

Districten erkrankte Niemand, während z. B. in dem kleinen Orte Wattendorf an einem einzigen Tage 34 Personen an der Cholera starben.

Bis zum 19. November hatte die Krankheit folgende Ausdehnung erreicht:

Im Kreise Unter-Wienerwald waren in 86 Ortschaften 1356 Individuen erkrankt, 588 genesen, 694 gestorben und 74 Bestand. Im Kreise Ober-Wienerwald betrug die Zahl der befallenen Ortschaften 3, in welchen 10 Personen erkrankt, 6 genesen, 4 gestorben waren. Im Kreise Unter-Manhardsberg gab es 43 Ortschaften, welche von der Seuche heimgesucht wurden. Von 907 erkrankten Individuen genasen 508, es starben 330 und und 69 waren noch in ärztlicher Behandlung. Auch im Kreise Ober-Manhardsberg war bis dahin die Krankheit in 2 Ortschaften ausgebrochen. Von 3 Erkrankten genass 1 und starben 2.

Am 31. December war das Verhältniss der Erkrankten in Nieder-Oestreich folgendes:

Kreis.	Zahl der Ortschaften.	Erkrankt.	Genesen.	Gestorben.	Bestand.
Unter Wienerwald	101,	1841,	940,	877,	24.
Ober Wienerwald	3,	10,	6,	4,	—
Unter Manhardsberg	51,	1467,	957,	466,	44.
Ober Manhardsberg	2,	3,	1,	2,	—
Zusammen	157,	3321,	1904,	1349,	68.

In Ober-Oestreich ereignete sich am 3. October ein choleraverdächtiger Todesfall zu Lichtenegg, einem kleinen Orte bei Wels, der Kreisstadt des Hausruckviertels. Am 4. October erfolgte daselbst ein zweiter, und am 5. ein dritter Todesfall dieser Art zu Wels. Bis zum 9. waren bereits 15 Personen an der Cholera erkrankt und 7 gestorben. Die Stadt Wells mit Lichtenegg zählt 3846 Einwohner. Bis zum 3. November waren in Wels, mit Hinzuziehung der Fäle zu Traun und Kappern, wo die Krankheit ebenfals ausgebrochen war, 42 Personen davon befallen, wovon 12 genasen und 26 starben.

Die Seuche machte in Ober-Oestreich nur sehr geringe Fortschritte, und beschränkte sich in der ersten Zeit bloss auf die benannten Orte. Später erfolgten noch Erkrankungen zu Au bei Kremsmunster und dann zu Marchtrenk und Ruetzing.

Bis zum 31. December waren in Wels erkrankt 69, genesen 27, gestorben 41 und noch in der Behandlung 1. In den andern benannten Ortschaften waren zusammen nur 9 Krankheitsfälle vorgekommen; 5 Personen genasen und 4 starben. In den übrigen Theilen des Landes war der Gesundheitszustand der beste. Am ersten Tage des neuen Jahres war auch der letzte in Wels noch vorhandene Kranke genesen.

Weit verheerender trat die Cholera in Mähren und Oestreichisch-Schlesien auf. Bereits in der zweiten Hälfte des Septembers kamen in Brünn zwei bedenkliche Krankheits- und Sterbefälle vor. Vom 21. September bis 2. October blieb der Gesundheitszustand dieser Stadt vollkommen beruhigend, allein am letzten Tage erkrankten 10 Personen unter Erscheinungen der Cholera, wovon 7 starben. Es erkrankten nun bis 6. October 28 Individuen, wovon 21 starben.

Auf dem Lande kam die Cholera gleichzeitig in mehreren Ortschaften zum Vorschein. Bis zum 10. October waren im Brünner Kreise 18, im Olmützer 5 und im Hradischer 7 Ortschaften davon befallen. In Teschen war sie in dem Galizischen Erziehungshause ausgebrochen, auch waren in Troppau in der Ratiborer Vorstadt 5 Menschen an der Cholera gestorben. In Landshut an der March hatte die Seuche bis zum 23. September bei einer Bevölkerung von 2044 Seelen, bereits 122 Personen weggerafft.

In Brünn erkrankten bis zum 15. Oct. 128 Individuen, es genasen 25 und starben 69. Im Militairspital zu Obrowitz bei Brünn, gab es bis zu demselben Tage 44 Kranke; 11 genasen und 26 starben.

In Olmütz brach die Krankheit am 25 Octbr. aus, wo zuerst zwei Kinder davon befallen wurden. Das Uebel nahm schnell zu, so dass bis zum 5. November, bei einer Bevölkerung von 8600 Seelen, in der Stadt (die Vorstädte waren noch frei) die Zahl der Kranken schon 137 betrug; davon waren 50 genesen und 36 gestorben.

Bis zum 29. Octbr. hatte die Cholera bereits im Hradischiner, Brünner, Znaimer, Ollmützer, Prerauer, Teschner und Troppauer Kreise 307 Ortschaften befallen, in welchen 16193 Personen erkrankt, 7912 genesen, 5674 gestorben und 2697 noch in ärztlicher Behandlung waren.

Am 12. November war in den verschiedenen Kreisen das Verhaltniss der Erkrankten &c. folgendes:

Kreis.	Zahl der Ortsch.	Erkrankte.	Genesene.	Gestorben.	Bestand.
Hradiser . . .	151	8122	4677	2674	771
Brünner . . .	215	11269	6000	4100	1169
Znaimer . . .	16	273	137	85	51
Olmützer . . .	112	6004	3925	917	1162
Prerauer . . .	49	2173	1093	830	250
Teschner . . .	26	672	331	324	17
Troppauer . .	8	935	389	253	293
Beim Militair bis zum 17. September	—	623	252	259	112
Zusammen	577	31071	16804	9442	3835.

In der Hauptstadt Brünn, mit 20000 Einwohnern, ergab sich folgendes Verhältniss der Erkrankten &c. nach Wochen gerechnet, vom 2. Octbr. an, wo die Krankheit erst zum wirklichen Ausbruch kam.

1ste Woche	50 erkrankt,	4 genesen,	33 gestorben.
2te	— 76	— 21	— 34	—
3te	— 216	— 74	— 74	—
4te	— 271	— 119	— 94	—
5te	— 217	— 134	— 86	—
6te	— 228	— 131	— 103	—
7te	— 295	— 143	— 92	—
8te	— 112	— 141	— 45	—
9te	— 70	— 89	— 23	—
10te	— 33	— 50	— 14	—
11te	— 24	— 52	— 9	—
12te	— 8	— 11	— 6	—
13te	— 4	— 6	— 1	—

Der letzte Krankheitsfall erfolgte am 29. Decbr. beim Civil. Bis dahin waren erkrankt 1604, genesen 983 und gestorben 614. Die Zahl der beim Militair von der Cholera Befallenen betrug 188, davon genasen 100 und starben 88. Am 12. Januar waren sämmtliche 7 noch in der Behandlung verbliebene Individuen genesen.

Bis zum 3. Dec. waren in den bereits benannten sieben Kreisen in 869 Ortschaften überhaupt 49253 Individuen erkrankt, davon 32103 genesen, 14571 gestorben und 2719 noch in ärztlicher Behandlung. Unter den Erkrankten befanden sich 1013 vom Militair, wovon 617 genesen, 355 gestorben und 41 noch krank waren.

In sammtlichen von der Cholera befallenen Kreisen Mährens und Oestreichisch Schlesiens mit Einschluss der Stadt Brünn und der Militairspitäler, waren bis zum 31. Decbr. 1831, 1044 Ortschaften von der Seuche befallen worden, daran erkrankt 63589 Personen, genesen 44018, gestorben 18186; es blieben daher krank an diesem Tage 1385.

Am Schlusse des Jahres gab es in 151 Ortschaften des Hradischer, in 276 des Brünner, in 31 des Znaimer, in 188 des Ollmützer, in 71 des Prerauer, in 1 des Iglauer, in 35 des Teschner und in 29 des Troppauer Kreises, zusammen in 782 Ortschaften keine Cholerakranken mehr, dagegen herrschte die Seuche noch in 262 Ortschaften.

Im Königreich Böhmen brach die Cholera zuerst im Königgrätzer Kreise an der äussersten Gränze gegen Mähren und Schlesien aus. Nach der Prager Zeitung wurde sie durch Ansteckung aus Schlesien nach Böhmen gebracht. Am 20. October waren zuerst in der Stadt Grulich, am 26. im Markt Wichstadtl und am 30. im Dorfe Lichtenau mehrere Menschen mit der Cholera verdächtigen Symptomen erkrankt, einige davon schon nach 10 — 12stündiger Krankheit verstorben. Bis zum 9. November waren in den benannten Orten 37 Personen erkrankt, 6 genesen und 16 gestorben. Die Krankheit verbreitete sich nun im Laufe des Novembers über mehrere Ortschaften des Chrudimer, Bidschower und Kaurzimer Kreises und näherte sich der Hauptstadt des Königreichs.

Schon mehrere Monate vor dem Ausbruch der Cholera in Prag, war daselbst eine eigene Local-Sanitäts-Commission für die Stadt in Wirksamkeit getreten. Letztere wurde in 20 Abtheilungen getheilt und in denselben eigene Commissaire aufgestellt, welche für alles zu sorgen hatten, was zur Erhaltung der Gesundheit der Einwohner dienen konnte. Die Polizei- und Sanitätsanstalten waren aufs Musterhafteste eingerichtet. Sieben Spitäler, mit allem versehen,

hen, was zur Pflege, Wartung und Heilung der Erkrankten, so wie zur Rettung der Scheintodten erforderlich war, hatten die Bestimmung, Civilpersonen aufzunehmen. Für die Genesenen wurden besondere Reconvalescentenhäuser eingerichtet. Vortreffliche Anstalten wurden wegen Versorgung der Armen in Prag und im Gebirge getroffen, und überall *Rumford*'sche Suppenanstalten, sowie zwei Unterstüzzungsfonds, einer für Prag, der andere für die armen Gebirgsbewohner, begründet. Ausserdem bestanden noch zahlreiche Privatvereine, welche Arme mit Holz, Kleidern, Decken und Geld unterstützten. In allen Stadttheilen wurden warme Zimmer eingerichtet, wo sich arme Leute umsonst aufhalten konnten. Alle diese Amstalten wurden von dem Oberstburggrafen *v. Chotek* theils unterstützt, theils in's Leben gerufen. Aber nicht allein auf die Hauptstadt beschränkten sich diese musterhaften Einrichtungen. Auf jedem Gute, wo eine Volkszahl von 600 Seelen vorhanden war, wurde ein Spital eingerichtet, welches die adeligen Gutsbesitzer häufig auf ihre eigene Kosten bewirkten. Man berechnet die ausserordentlichen Beiträge, welche zur Einrichtung der Spitäler in der Hauptstadt und auf dem Lande so wie zu den Kosten der übrigen Anstalten verwendet wurden, auf fast eine Million Gulden Conv.-Münze. Doch trotz aller gegen das Eindringen der Seuche getroffenen Vorsichtsmaassregeln und trotz der musterhaften Wachsamkeit, gelang es nicht, den Ausbruch und die schnelle Verbreitung der Krankheit zu hemmen.

In Prag erfolgten die 3 ersten Erkrankungsfälle am 28. Novbr. in der Neustadt, in der nördlich am Moldaustrom gelegenen Clemens-Gasse. Am 29. wurde ein vierter Cholerakranker in's Spital gebracht.

Anfangs verweilte die Krankheit nur am Flusse

und in den daran gelegenen Strassen der Vorstadt und der Judenstadt, ohne sich weiter zu verbreiten. Gegen das Ende des Jahres wurde sie heftiger und schnell tödtend. In der Artilleriekaserne erkrankten an Einem Abend 18 Mann, von welchen früh 11 gestorben und die übrigen ohne Rettung waren. Ein Hauptmann fiel auf der Strasse nieder und starb in 2 Stunden. Die meisten Erkrankungen erfolgten am 24. Decbr., sie betrugen 108. Von jetzt an zeigte sich die Seuche in allen Quartieren der Stadt am rechten Ufer der Moldau, dagegen zeigte sie sich in der Kleinseite nur wenig; auf den Ratschin war sie noch nicht gekommen.

Wenn man den öffentlichen Angaben folgt, so stellt sich das Verhältniss der Erkrankten &c. bis zum Schluss des Jahres, nach Wochen gerechnet, folgendermaassen:

1ste	Woche	8	erkrankt,	—	genesen,	6	gestorben.
2te	—	21	—	2	—	9	—
3te	—	74	—	14	—	32	—
4te	—	379	—	38	—	142	—
5te	—	461	—	140	—	246	—

Am Schlusse des Jahres betrug die Zahl der in Prag Erkrankten 943, davon waren 194 genesen und 435 gestorben; 314 noch in ärztlicher Behandlung. Fast alle Opfer der Krankheit waren arme, im Schmutz und Elend lebende Menschen, die nur im zweiten oder dritten Stadium der Krankheit Hülfe suchten, durchaus ihre Lebensweise nicht änderten und also ohne Rettung waren.

Auf dem Lande verbreitete sich die Krankheit aus den bereits benannten 4 Kreisen noch im Laufe dieses Jahres über den Rakonitzer, Bunzlauer, Czaslauer, Leitmeritzer und Taborer Kreis.

Am 31. Dec. war das Verhältniss der Erkrankten &c. auf dem Lande in den befallenen Kreisen Folgendes:

Kreise	Zahl der Ortsch.	erkr.	genes.	gest.	Bestand.
Rakonitzer . .	28	635	286	150	199
Königgräzer .	26	293	155	119	19
Bunzlauer . .	13	225	93	70	62
Kurzimer . .	41	688	190	291	207
Chrudimer . .	69	1639	952	484	203
Bidschower .	5	87	24	36	27
Czaslauer . .	21	172	52	64	56
Taborer . . .	5	13	4	7	2
Leitmeritzer .	8	13	—	6	7
Zusammen	216	3765	1756	1227	782
Beim Militair . . .		141	32	59	50
Gesammtzahl . .		3906	1788	1286	832.

Wenn in vielen Fallen die Cholera in der Nähe der Flüsse grosse Verwüstungen anrichtete, so fehlte es in Böhmen, wie in andern Ländern, doch auch nicht an Beispielen vom Gegentheil. So hatte z. B. die wegen ihrer feuchten und ungesunden Lage verrufene Festung Königgratz die wenigsten Kranke, während andere hoch und gesund gelegene Orte schrecklich heimgesucht wurden.

Nach den amtlichen Angaben war am Schlusse des Jahres die Totalsumme aller in der Oestreichischen Monarchie an der Cholera Erkrankten &c. folgende:

	erkrankt.	genesen.	gestorben.	Bestand.
Galizien	260044	162273	97770	1
Ungarn	465479	245214	201021	19244
Siebenbürgen . .	2408	1277	1115	16
Nieder-Oestreich	7414	4038	3302	74
Ober-Oestreich .	78	32	45	1
Mähren u. Oestr. Schlesien . .	63589	44018	18186	1385
Böhmen	4849	1982	1721	1146
Zusammen .	803861	458834	323160	21867.

Während die Cholera die benannten Länder der Oestreichischen Monarchie verheerend durchzog, hatte sich das Uebel gleichzeitig den Gränzen des Preussischen Staates genähert und dieselben überschritten.

Nach der im Jahre 1830 erfolgten grössern Ausbreitung der Cholera in Russland, wurde schon damals, aus landesväterlicher Fürsorge S. M. des Königs von Preussen für das Wohl Seiner Unterthanen, eine besondere Commission zur Abhaltung der Krankheit von den Landesgränzen gebildet. Dieselbe bestand aus Mitgliedern der dabei betheiligten Ministerien, und aus mehreren einsichtsvollen und erfahrenen Aerzten, welche dieser Angelegenheit die unermüdetste Thätigkeit widmeten.

Um von der Natur der Krankheit, von dem dagegen anzuwendenden Heilverfahren und von den zur Verhutung einer weiteren Verbreitung derselben zu treffenden Vorkehrungen eine möglichst genaue Kenntniss zu erhalten, wurden zu diesem Behufe, mit Genehmigung S. M. des Königs, vier Preussische Aerzte nach Russland gesandt, um daselbst die Krankheit in der Natur zu studiren, und uber ihre gemachten Erfahrungen ausführlich Mittheilung zu machen. Ausserdem waren die Behörden, so wie die Commission selbst, bemuht, theils durch Vermittelung der auswärtigen Gesandtschaften und Konsulate, theils durch die der betreffenden Provinzial-Behörden, von dem Gange, von den weitern Fortschritten oder dem Erlöschen der Krankheit im Auslande, stets die genauesten Nachrichten einzuziehen. Die auf solche Weise erlangten Mittheilungen wurden einer sorgfältigen Prüfung unterworfen, und das Resultat derselben war: es lasse sich mit der höchsten, fast bis zur Gewissheit gesteigerten Wahrscheinlichkeit behaupten, dass die Krankheit zur Gattung der ansteckenden, der contagiösen gehöre, und dass daher eine Abhaltung der Cholera nur durch solche Maassregeln erzielt werden könne, durch welche eine Mittheilung des, der weiteren Verbreitung der Krankheit zum Grunde liegenden Ansteckungsstoffes unmoglich gemacht werde.

Die auf solche Weise gewonnene Ueberzeugung von der contagiösen Beschaffenheit der Krankheit, wurde die Grundlage eines nunmehr von Seiten der Behörden einzuleitenden bestimmten Handelns. In den ersten Tagen des Monats März 1831 wurden bereits, besonders bei der damaligen Lage der Dinge im Königreich Polen, welche Anlass zur Besorgniss einer möglichen Einschleppung der Krankheit gaben, an die Oberpräsidien der zunachst bedrohten Provinzen Preussen, Posen und Schlesien die Anweisung gegeben, unter Rücksprache mit den betreffenden General-Commando's, alle Einleitungen zu treffen, um erforderlichen Falls die Absperrung der Landesgrenzen mittelst eines zu ziehenden Sanitäts-Cordons bewirken zu können. Während die Behörden dieser Anweisung nachkamen, wurden von ihnen auch die erforderlichen Locale zur Errichtung von Quarantaine-Anstalten ermittelt.

Für den Fall des Ausbruchs der Cholera an irgend einem Orte innerhalb der Preuss. Staaten, entwarf die Commission ausfuhrliche Instructionen über die besondern dabei zu beobachtenden Maassregeln, fur die Provinzial-, Kreis- und Orts-Behörden, so wie für die Beamten bei den Quarantaine-Anstalten. Fur das Publikum bearbeitete sie eine Belehrung über die, während des Herrschens der Cholera zu beobachtende Lebensweise und nöthigen Vorsichtsmaassregeln rücksichtlich der Diat, so wie für die Aerzte eine, aus den hierüber mitgetheilten Erfahrungen geschöpfte Anweisung, über die Erkennung und Heilung diese Krankheit.

Auf diese Weise waren bereits alle Vorsichtsmaassregeln getroffen, noch ehe der gefürchtete Feind sich den Preussischen Grenzen näherte. Als aber im April in dem benachbarten Königreich Polen, sich die Cholera, begünstigt von dem damaligen Stande der öffentlichen Verhältnisse in diesem Lande, immer mehr verbreitete, in dessen Hauptstadt eindrang, und selbst in den, kämpfend einander gegenüberstehenden Armeen, ausgebrochen war, so liess sich dessen gefährliche Annäherung an das Königreich Preussen erwarten.

Unter diesen Umständen wurden nun die bereits vorbereiteten Maassregeln sofort zur Ausführung gebracht. Die Sperrung der Landesgrenzen in den Provinzen Preussen, Posen und Schlesien erfolgte.

Einer von S. M. dem Könige unmittelbar bestätigten Commission, an deren Spitze der Königl. Generaladjutant, Generalmajor v. *Thile*, stand, war die Ausführung sämmtlicher Maassregeln, welche sich auf die Abwendung und Unterdrückung der Cholera bezogen, dergestalt übertragen, dass sie zur Vermeidung jeder Verzögerung, nach selbstständig zu fassenden Beschlüssen, mit raschen Verfügungen überall einschreiten konnte, wie und wo die wechselnde Lage der Umstände es nöthig machte. Diese Immediat-Commission hatte ihren Sitz in Berlin.

Für den Fall eines wirklichen Ausbruchs der Cholera innerhalb des Landes, wurde die Bildung von Kreis- und Orts-Commissionen verordnet, welchen die Sorge für vorräthige Arznei- und Lebensmittel, die Vertheilung derselben in etwa abgesperrte

Häuser, die Einrichtung der Hospitäler zur Aufnahme solcher Kranken, welche in ihren Wohnungen nicht eine den polizeilichen Anordnungen entsprechende Behandlung erhalten konnten &c. übertragen war.

Dem ersten, längs der Landesgrenze zwischen Memel und der südlichsten Spitze von Oberschlesien aufgestellten Sanitäts-Cordon folgte, nach dem Ausbruch der Cholera in Danzig, ein zweiter, welcher diese Stadt in einem Umkreise von 4 bis 6 Meilen umgab. Ein aus Militair und Commune gebildeter Cordon wurde zur Sicherstellung des Regierungsbezirks Cöslin gegen den Regierungsbezirk Danzig aufgestellt, und der ganze Ostseestrand streng bewacht. Nach der grössern Ausbreitung der Cholera in Galizien, wurde in Schlesien die Sperre auch auf die Grenzen von Oestreich-Schlesien, Mähren und Böhmen ausgedehnt, so dass nun die ganze Lange des gegen das Ausland gezogenen Cordons 219 Meilen betrug. Als später die Seuche in den Provinzen Preussen, Posen und dem südöstlichen Theil von Schlesien eine grössere Ausdehnung gewann, erhielt auch der gegen die angesteckten Landestheile angeordnete Sanitats-Cordon eine andere Aufstellung. Derselbe zog sich vom Leba-See über Preuss. Friedland bis an die Netze bei Usez, folgte dann dem Laufe dieses Flusses abwarts bis zu seiner Vereinigung mit der Warthe, an welcher er aufwärts bis zur Einmündung der Obra ging. Diesem Wasser folgte er bis Tirschtiegel, von wo aus derselbe seine Richtung nach der Oder bei Tschicherzig nahm und nun diesem Strome aufwärts durch ganz Schlesien, bis an die Grenze bei Oderberg folgte. Später wurde der Cordon von Tschicherzig an der Oder, auch längs dieses Flusses abwärts bis zu seiner Ausmündung in die Ostsee aufgestellt, so dass nun alle östlich der Oder liegenden Landestheile, von den westlich dieses Stromes gelegenen durch eine strenge militairische Bewachung abgesperrt waren.

Allein auch diese war nicht im Stande, das Uebel aufzuhalten, welches gegen Ende August bereits durch den Cordon drang, und auf mehreren Punkten der Provinzen Pommern und Brandenburg auf dem linken Ufer der Oder erschien, und nun zur Aufstellung des Sanitats-Cordons langs der Elbe, von der Sächsischen bis zur Hannöverschen Grenze, so wie zur Anordnung eines Cordons vom Ausfluss der Neisse in die Oder, über Guben und Cottbus bis zur Sachsischen Grenze, Veranlassung gab.

Als endlich Ende September die Seuche nicht nur in mehreren Orten Oberschlesiens am linken Oderufer, sondern auch in Breslau und Magdeburg ausbrach, so wurden sämmtliche in den Provinzen Schlesien, Brandenburg und Sachsen noch bestehende Sperrungs-Cordons aufgehoben. Alle Hemmung des Reiseverkehrs, welche noch zwischen den Provinzen Posen, Schlesien, Brandenburg und Sachsen bestanden, und alle darauf Bezug habende innere Kontumaz-Einrichtungen von Seiten des Staats, sowohl für den Land- als Wasser-Verkehr, hörten auf, und nur die Kontumaz-Plätze gegen das Ausland blieben auch in Schlesien, gleich denen in den Provinzen Preussen und Posen, noch fortbestehen.

Verfolgen wir das Eindringen und die Verbreitung der Cholera in den Preussischen Staaten nach den Provinzen, in welchen sie erschien, so war in der Provinz Westpreussen der Regierungsbezirk Danzig, und in diesem die Hauptstadt derjenige Punkt, in dem die Seuche zuerst ausbrach *).

---

*) Der erste Cholerafall innerhalb der Preussischen Grenze erfolgte zwar schon am 3. Mai in der Stadt Stallupoenen, Re-

Am 27. Mai erkrankten plötzlich vier Leute aus der Nehrung, welche die Woche über bei der Bagger-Arbeit im Hafen von Danzig beschäftiget gewesen, und an diesem Tage Nachmittags nach ihren Wohnungen in der Gegend von Bohnsak zurückgekehrt waren, an Brechen, Purgiren, Krämpfen, allgemeiner kalter Erstarrung &c. kurz an Symptomen, die der, am folgenden Tage dorthin geeilte Kreis-Physikus für die der asiatischen Cholera erklärte. Bei dessen Ankunft waren zwei jener Leute bereits verstorben, einer starb nach 36 Stunden, und der vierte genas. Nun erfuhr man auch, dass seit dem Tage zuvor 2 Kranke ähnlicher Art, sich im Militair-Hospital zu Danzig befanden, und gleichmässig erkrankten den 30. Mai einige Menschen in der Stadt.

Wir folgen nun dem Zuge der Cholera durch die verschiedenen Provinzen des Preussischen Staates, ohne dabei ihre Verheerungen besonders anzugeben.

Die Stadt Danzig wurde, nachdem die Krankheit daselbst ausgebrochen war, in einer Entfernung von 4 bis 6 Meilen, durch einen Militair-Cordon umgeben, welchem es gelang, der weitern Verbreitung der Seuche auf längere Zeit Schranken zu setzen. Von den innerhalb dieses Cordons gelegenen 183 Ortschaften des Danziger Kreises allein wurden bis zum 13. Sept. 67 von der Cholera befallen, während in dem übrigen ausserhalb des Cordons gelegenen Theile dieses Kreises, bis dahin noch kein einziger Cholerafall vorgekommen war.

In den der Russischen Grenze zunächst gelege-

---

gierungsbezirk Gumbinnen, wo ein aus Polen kommender Drechslergeselle an der Seuche erkrankte und starb, allein die sogleich in Ausführung gebrachten Maassregeln verhüteten damals eine weitere Verbreitung der Krankheit in jenen Gegenden.

nen Kreisen der Provinz Ost-Preussen war die Krankheit an mehreren Punkten in den Monaten Mai, Juni und Juli ausgebrochen. Die weitere Verbreitung derselben ward durch sofortige Absperrung durch Militair verhindert, dagegen erschien sie am 11. Juli in Elbing.

Von Elbing aus wurde die Seuche auf der Weichsel durch einen Schiffer, Namens *Schulz* nach Graudenz gebracht. Vier Tage nach seiner Abfahrt von Elbing starb derselbe den 15. Juli in einem Wirthshause an der Weichsel in der Nähe von Graudenz. Ihm folgte nach einigen Tagen ein Mann, welcher denselben hatte beerdigen helfen, diesem seine 3 Kinder, so wie ein anderer Mann, welcher eine Nacht bei dem Schiffer gewacht hatte, worauf die Krankheit weiter um sich griff.

Gleichzeitig verbreitete sich die Cholera von Danzig aus nach Pillau, wo sie den 18. und nach Königsberg, wo sie den 23. Juli ausbrach.

In letzterer Stadt erschien sie zuerst im Deysche-Hofe, auf dem Kneiphöfschen Holzfelde, welcher von 60 Familien mit 172 Personen bewohnt war.

Endlich wurde die Cholera aus der Gegend von Danzig auch nach dem nahe gelegenen östlichen Theile des Regierungs-Bezirks Cöslin verschleppt. Die sogleich in Anwendung gebrachten strengen Absperrungen waren Ursache dass die Seuche in diesem Regierungs-Bezirke nur wenig um sich griff. Vier verschiedene Ausbrüche derselben in Lauenburg wurden durch die mit Consequenz durchgeführten sanitäts-polizeilichen Maasregeln schnell unterdrückt und die weitere Verbreitung der Krankheit dadurch verhindert.

Ausser dieser dreifachen Verbreitung der Cholera von Danzig aus erfolgte das Eindringen derselben in die Preussischen Staaten, endlich auch über die Gränzen der Provinzen Ost-Preussen, Posen und Schlesien.

Durch den Uebertritt des Polnischen Korps unter den Generalen *Gielgud* und *Chlapowski* auf das Preussische Gebiet wurde die Seuche von den Soldaten dieses Korps, den Preussischen Truppen mitgetheilt, welche das Lager der erstern unweit Memel bei Schernen bewachten. — Verheerend trat die Seuche in Memel selbst auf, und verbreitete sich von hier und andern Orten an der Gränze, so wie von Königsberg, über den grössten Theil von Ostpreussen.

In die Provinz Posen, deren Gränzen die Cholera auf mehreren Punkten überschritt, drang sie auf gleiche Weise vor, und wurde auf ihrem Zuge durch den Verkehr auf den beiden schiffbaren Flüssen, der Warthe und Netze, unterstützt, welche das Uebel bald der Oder zuführten.

Der erste Cholerafall in der Stadt Posen erfolgte am 14. Juli auf dem sogenannten Städtchen, einer zu Posen gehörigen Vorstadt, auf dem rechten Ufer der Warthe, bei einem Soldaten des dort garnisonirenden 33 Infanterie-Regiments. Bald betrug die Zahl der Erkrankten in Posen 5, worauf die Stadt als angesteckt und mit ihren Umgebungen bis zur Entfernung von 3 Meilen als gesperrt erklärt wurde.

Der Uebergang der Russischen Armee in der Nähe von Thorn über die Weichsel, in den Tagen vom 17. bis 19. Juli, war Ursache, dass die Sperrung der Gränze auf diesem Punkte mannigfaltig ver wurde. Schon am 20. desselben Monats zeigten sich die ersten Spuren der Cholera in Thorn, worauf sie am 1. August auch in Bromberg ausbrach.

In der Provinz Schlesien erschien die Krankheit zuerst im Städtchen Myslowitz, im Regierungsbezirk

Oppeln, am 20. Juli, wohin sie aus dem nicht weit entfernten Polnischen Städtchen Krzanow gebracht wurde. Gleichzeitig drang sie im südlichen Theile dieser Provinz noch an verschiedenen andern Punkten ein.

Auf diese Art hatte die Seuche die östliche Gränze Preussens ihrer ganzen Länge nach auf vielen Punkten überschritten, und näherte sich nun, theils von Bromberg, theils von Posen aus der Oder.

Bereits am 9. August erschien sie in der Rathsschäferei bei Cüstrin. Von hier ging sie die Oder hinab nach Garz, wo sie den 19, und nach Stettin, wo sie den 27. August ausbrach. Eben so nahm sie ihren Weg die Oder aufwärts nach Schlesien.

In Frankfurt a. d. O. brach sie den 6. September und am 13. desselben Monats in Crossen aus. Nun erschien sie in einigen Orten des Liegnitzer Regierungsbezirks, wurde aber fast überall durch das thätige Einschreiten der Regierung schnell unterdrückt.

Während dem war die Cholera bereits die Oder aufwärts gegangen und hatte Breslau erreicht, wo sie den 29. September ausbrach. Bereits am 4. Mai hatte das Ober-Präsidium der Provinz Schlesien eine Bekanntmachung erlassen, vermöge welcher, nachdem in Warschau die Cholera ausgebrochen war, zur Sicherstellung der Provinz Schlesien verordnet wurde, diejenige Maasregeln in Anwendung zu bringen, welche Erfahrung, Vernunft und Wissenschaft gegen dergleichen Krankheiten vorschreiben. — Die Gränzen gegen Polen wurden gesperrt und die Bewohner auf möglichste Reinlichkeit, Sauberkeit und Mässigkeit aufmerksam gemacht. Zwei Aerzte wurden nach Warschau, einer nach Galizien und ein vierter nach Ungarn gesendet, sobald sich in letztern Gegenden die Cholera gezeigt hatte, um sich an Ort und Stelle von der Eigenthümlichkeit der Krankheit zu unterrichten.

Während diese Anstalten gegen Aussen getroffen wurden, verfehlte man keineswegs die kräftigsten Vorkehrungen im Innern zur Abwehrung der Seuche zu treffen. Die Orts- und Kreiskommissionen wurden gebildet.

In Breslau wurde durch eine daselbst am 26. Juni zusammen getretene Kommission, welche aus dem Regerungs-Präsidenten, dem Polizei-Präsidenten, einen Medicinal-Rath, zwei Stadträthen und dem Vorsteher der Stadtverordneten bestand, alle Einleitungen getroffen, welche rucksichtlich der Erhaltung der Reinlichkeit der Strassen, Gefängnisse und Privathäuser, des Gesundheitszustandes, der Einwohner, der Aufsicht auf alle in die Stadt kommende Personen und Waaren, der Einrichtung der Hospitäler &c. erforderlich waren.

Die Ortskommission für die Stadt wurde gebildet und stand unter unmittelbarer Leitung des Oberpräsidenten der Provinz. Dieselbe erstreckte ihre Wirkungen auf die Stadt, deren Vorstädte und die benachbarten Ortschaften, welche unter dem dasigen Polizei Präsidium stehen. Die Kommission bestand aus dem Kommandanten von Breslau, dem Regierungspräsidenten, einem Medicinalrath, zwei Stadträthen, zwei Aerzten, dem Stadtverordneten-Vorsteher und einem Stadtverordneten.

Die erste Sorge der Ortskommission war die Einrichtung von Contumazanstalten und Lazarethen zur Aufnahme der Cholerakranken, so wie die Constituirung der Bezirks-Commissionen.

Unter den zur Einrichtung der Spitäler bestimmten Gebäuden wurde auch das Kloster der barmherzigen Brüder in Vorschlag gebracht, bei welcher Gelegenheit der Convent derselben, ein wahrhaft edles und des so oft menschenfreundlich sich bewährten Ordens würdiges Benehmen an den Tag legte. Es war den Brüdern freigestellt, nachdem ihre Kranken nach dem Allerheiligen-Hospital gebracht worden, bei Annäherung der Cholera ihr Kloster ebenfalls zu verlassen, da ihnen die Pflege der Cholerakranken nicht zugemuthet werden konnte; allein einstimmig beschlossen die Brüder, das Kloster nicht zu verlassen, sondern sich bei eingetretener Gefahr der Krankenpflege vor wie nach zu unterziehen. Hierbei blieb der Orden der wahrhaften barmherzigen Brüder nicht stehen. Er bewilligte die Aufnahme selbst weiblicher Kranken, welche in den Nebenkrankenzimmern untergebracht wurden, er gab das Refectorium für solche Cholerakranke her, die auf ihre eigenen Kosten verpflegt zu werden wünschten, und stellte alle brauchbaren Lazareth-Utensilien so wie sein vollständiges Haus- und Küchengeräthe zur Verfügung der Ortskommission, und erklärte sich ausserdem bereit, alle, seinen Etat nicht übersteigenden Verpflegungsmittel hergeben zu wollen. Auch die im Kloster befindlichen Dienstboten traten dem Beschlusse zu bleiben bei, und es durfte daher nur für Wärterinnen für die weiblichen Kranken gesorgt werden. Vom 1. Oct. bis 14. Dec. wurden daselbst 374 Cholerakranke aufgenommen, wovon 184 genåsen und 190 starben. Ausser diesem Kloster, in welchem Betten für 100 Cholerakranke aufgestellt wurden, und einem zweiten Spital, welches uber 70 Kranke aufnehmen konnte, wurden noch 2 andere Spitäler errichtet.

Von Breslau aus verbreitete sich die Krankheit bald in die Umgegend.

Von der Oder aus nahm die Cholera ihre Richtung westlich, und pflanzte sich auch hier auf der Wasser-Communication zwischen der Oder, Havel und Spree fort. Den 30. Aug. brach sie in Berlin aus.

Bereits unter dem 5. Juni hatten Se. Majestät der König das Zusammentreten eines Gesundheits-Commités für Berlin befohlen. Es bestand aus mehreren Mitgliedern unter der Leitung des Commandanten der Residenz und des Oberpräsidenten der Provinz Brandenburg, und hatte die Bestimmung, diejenigen Gegenstände zu berücksichtigen und vorzubereiten, welche für Berlin und dessen Umgegend, für den Fall des Ausbruchs der Cholera in Berlin, von Wichtigkeit sein möchten. Das Detail der Verwaltung sämmtlicher auf die Cholera daselbst Bezug habender Angelegenheiten, wurde einer Verwaltungsbehörde des Gesundheits-Comité's übertragen, und als deren Organe, in den einzelnen Abtheilungen der Stadt, nach den Grenzen der Armenbezirke, 61 Schutz-Commissionen gebildet.

Fünf Heilanstalten wurden zur Aufnahme von Cholerakranken, welche in ihren Wohnungen nicht bleiben konnten oder wollten, eingerichtet, so wie zur Unterbringung der Cholerakranken vom Militair, 4 Militair-Lazarethe bestimmt. Für die Aufnahme der an der Cholera verstorbenen Personen, wurden drei besondere Begräbnissplätze angelegt, welche im Innern auf die herkömmliche Weise eingerichtet waren. Die Juden erhielten einen ähnlichen neben ihrem bisherigen Begräbnissplatz. Zur Unterbringung derjenigen Angehörigen von Cholerakranken, welchen die Verhältnisse nicht gestatteten, die vorgeschriebene Contumaz in ihren Wohnungen abzuhalten, wurden besondere öffentliche Contumazanstalten errichtet. Die äusserst thätigen Schutzkommissionen in allen Theilen der Stadt, richteten sich bald nach dem erfolgten Ausbruche der Cholera, eigene Lokale ein, wobei viele Hausbesitzer grossmüthig Plätze dazu ohne Bezahlung einräumten. Alles, was zur Behandlung der Kranken erforderlich war, wurde angeschafft und stand jeden Augenblick bereit. Einzelne Commissionen richteten Privatanstalten zu 10 — 12 Betten ein, da der Transport in die entfernten öffentlichen Anstalten tödtlich werden konnte.

Der Ertrag an milden Beiträgen stieg schon in den ersten 3 Wochen über 20,000 Rthlr. und ein Bezirk half dem andern aus. In verschiedenen Gegenden der Stadt errichtete man 4 grosse Küchen, in welchen täglich an 5000 Portionen Suppe vertheilt wurden. Se. Majestät der König gaben nicht allein hierzu monatlich 1000 Rthlr. sondern verhältnissmässig zu noch vielen andern Hülfsmaassregeln.

Frauenvereine, selbst von den Königlichen Prinzessinnen ermuntert und unterstützt, sorgten nicht nur für Bekleidung, sondern besonders auch für Unterstützung und Pflege armer, durch die Cholera vater- und mutterlos gewordener Kinder.

Bei den Theatern wurden Vorkehrungen für schnelle Erkrankungen getroffen, denn nicht nur diese, sondern auch Kirchen, Schulen, Universität, Institute, Versammlungen gelehrter Vereine; kurz Alles blieb in ununterbrochener Ordnung und den verschiedenen Bedürfnissen geöffnet.

Einer rühmlichen Erwähnung verdient das Verfahren der jüdischen Gemeinde zu Berlin.

In derselben befanden sich 900 arme Individuen, die von öffentlichen Almosen leben.

Beim Ausbruch der Cholera in der Residenz wurde eine Commission von mehreren Gemeinde-Mitgliedern errichtet welche beauftragt war, zur Abwehwehrung der Cholera unter den jüdischen Armen, die nöthigen Maassregeln zu ergreifen.

Zu diesem Ende wurden milde Beiträge von dem wohlhabenden Theil der Gemeinde eingesammelt, die dem beabsichtigten Zwecke völlig genügten. Die Mitglieder der vorerwähnten Commission hatten es übernommen, den Zustand der Armen, als ihr Wohnungslokal, ihren Bedarf an Kleidungsstücken, Brennmaterialien und Nahrungsmitteln genau zu untersuchen, um die Unterstützung danach abmessen zu können.

Nach dieser geschehenen Ausmittelung wurde folgende Einrichtung getroffen:

1) Allen den Armen, die ein ungesundes Local bewohnten, wurden andere Wohnungen eingeräumt.

2) Wurden ihnen die erforderlichen warmen Kleidungsstücke nach einem von der Commission angefertigten Verzeichniss vollständig übergeben.

3) Wurde ein besonderes Local dazu bestimmt, aus dem die Armen, mittelst einer von der Commission erhaltenen Karte, ihre Beköstigung täglich in Empfang nahmen, und zwar in folgender Art:

Anständige Armen erhielten die ihnen bestimmten Lebensmittel in natura, um solche in ihren Wohnungen selbst zubereiten zu können. Die minder anständigen holten sich die bereits sehr nahrhaft zubereiteten Speisen aus dem gedachten Locale, nach ihren Wohnungen ab, und die gemeinen Armen wurden im Speiselocale selbst beköstiget. Sämmtliche Arme erhielten täglich Fleisch und Fleischbrühe zu ihrer Beköstigung. Diese einfache und zweckmässige Anordnung hatte den günstigen Erfolg, dass von den 900 Armen-Individuen nicht Einer an der Cholera erkrankte.

Von Berlin aus gelangte die Krankheit durch

die Havel und den Plauenschen Kanal in die Elbe, und brach den 3. October in Magdeburg aus.

Bereits im August waren hier unter der Leitung des würdigen Oberbürgermeisters *Franke* die zweckmässigsten Einrichtungen in Bezug auf die Cholera getroffen. Es war ein Haus für 72 Kranke eingerichtet, und zur sofortigen Aufnahme der ersten Kranken bereit, während andere Gebäude für den Fall der Noth in Reserve gestellt waren. Zwei Aerzte wohnten und waren beständig gegenwärtig im Hause, in welchem sich auch eine besonders eingerichtete Apotheke befand; 72 Krankenwärter und eine gleiche Anzahl Reservewärter waren angestellt. Die Kämmereikasse hatte für den ersten Bedarf 50,000 Rthlr. angewiesen. Zum Besten der durch die Cholera verwaisten Kinder bildete sich ein Frauenverein; eben so wurde eine Anstalt eingerichtet, um Kinder, deren Aeltern an der Cholera erkrankten, Wohnung und Pflege zu gewähren, bis sie zu ihren Aeltern zurückkehrten. Ein Krankenwärter-Verein wurde gebildet und Anstalten zur Vertheilung von nahrhaften Speisen und andern Bedürfnissen eingerichtet; 2000 Portionen Essen wurden täglich vertheilt.

Von Magdeburg aus verbreitete sich die Cholera zunächst in die nahe gelegenen Ortschaften, und von hier die Elbe aufwärts bis in die Gegend von Torgau. Noch erschien sie, bis zum Schlusse dieser Blätter, in Halle und Merseburg.

Nach dieser kurzen Uebersicht des Ganges der Cholera innerhalb der Preussischen Staaten *), folgen

*) Es sind hier nur die Hauptrichtungen angegeben, in welchen die Cholera sich innerhalb der Preussischen Staaten verbreitet hat. Ein Aufsatz in dem Berliner Cholera-Archive vom Herrn Professor Dr. *Wagner*, mit einer Karte, und aus diesem besonders abgedruckt, unter dem Titel: „die Verbrei-

wir derselben noch in ihren Fortschritten durch einige benachbarte Länder und in England, bis zum Schlusse des Jahres 1831.

Der erste Ort, in welchem jenseits der Preussischen Gränze die Cholera auftrat, war Hamburg. Man hatte dort bereits alles in erforderlichen Stand gesetzt, was bei dem möglichen Erscheinen der Seuche als nothwendig erachtet wurde. Der eingesetzte Gesundheitsrath wurde in seiner Fürsorge durch eine grosse Anzahl Bürger unterstützt. Diese bildeten 17 Special-Commissionen, welche wieder unter einer General-Gesundheits-Commission standen, und eben so viel Districte in welche die Stadt getheilt worden ist, beaufsichtigten. Zwei vortrefflich eingerichtete Spitäler standen zur Aufnahme solcher Kranken bereit, welche von ihren Familien nicht abgewartet werden konnten, und sich freiwillig hinein begeben wollten. Namentlich wurde zwischen Hamburg und Altona ein neues Gebäude errichtet, worin für die Aufnahme und Behandlung von 500 Kranken aufs genaueste und umsichtigste gesorgt war. Vor Ausbruch der Cholera war dem Publikum der freie Zutritt zu diesem Lazareth gestattet, so dass alle Stände Gelegenheit hatten, sich die beruhigende Ueberzeugung zu verschaffen, dass es bei dem möglichst bevorstehenden Uebel nicht an zweckdienlichen Rettungsmassregeln fehlen werde.

Die Stadt zählt mit der 1000 Mann starken Garnison und den Fremden ohngefähr 120,000 Einwohner. Diese bedeutende Volksmenge, auf einem mässigen Raume zusammengedrängt, gab bei der niedri-

---

tung der Cholera im Preussischen Staate," erschöpft alles, was über diesen Gegenstand gesagt werden kann, und liefert den Beweis, dass die Cholera durch Ansteckung fortgepflanzt wurde.

gen Lage der, von vielen Gewässern und Kanälen durchschnittenen Stadt, zu nicht geringen Besorgnissen Raum.

Am 6. October erfolgten die ersten Erkrankungsfälle, welche von der Mehrheit der Aerzte der Asiatischen Cholera zugeschrieben wurden. Der Nachricht, dass ein aus Magdeburg angekommener Handwerksbursche, welcher als das erste Opfer derselben gefallen sei, die Seuche eingeschleppt habe, wurde widersprochen, und man war der Meinung, die Krankheit habe sich in Hamburg selbst, aus noch unbekannten Verhältnissen, erzeugt und ausgebildet.

In der Nähe des Hafens, in der Nicolaistrasse im sogenannten tiefen Keller, einer Herberge von Herumtreibern und Bettlern, welche damals von 41 Personen bewohnt war, erfolgte der Ausbruch der Cholera, und bis zum 14. October Mittags waren bereits 55 Individuen daran erkrankt, wovon 26 in die Hospitäler gebracht wurden; 2 Personen genasen und 31 starben.

Am Ende der zweiten und in der dritten Woche waren die schlimmsten Tage, es erkrankten den 19. Octbr. 45, den 20. 50, den 21. 40, den 22. 37, und den 23. 36 Personen. Vom 25. an, an welchem Tage noch 42 Individuen befallen wurden, war die Krankheit im Abnehmen. Bis zum Schlusse des Jahres waren in Hamburg erkrankt 913, genesen 424, gestorben 383, und in ärztlicher Behandlung 6.

Im Hamburger Gebiet erkrankten seit Anfang November bis zum 27. desselben Monats überhaupt nur 16 Personen, wovon 9 genasen und 7 starben. Später kamen keine neuen Erkrankungsfälle vor. Das Dasein der Seuche verursachte dem kleinen Hamburger Staate einen ausserordentlichen Kostenaufwand von 450,000 Mark.

In dem benachbarten Herzogthum Holstein starb in dem an Hamburg gränzenden Altona, bereits am 14. October eine Bürgersfrau plötzlich unter Zufällen, die die Aerzte für Asiatische Cholera erklärten. Altona mit seinen 24.500 Einwohnern lernte im Verhältniss gegen andere Städte, das Uebel nur in einem sehr geringen Grade kennen. Es erkrankten überhaupt bis zum 6. Novbr. 23 Individuen, von denen 8 genasen und 15 starben. Spater erfolgten keine neuere Cholerafälle.

In Glückstadt zeigten sich am 14. November bei zwei kleinen Kindern Krankheitsfälle unter Symptomen der Cholera; beide starben, eben so am 17. November ein drittes Kind.

In der Landrostei Pinneberg erkrankten am 31. Octbr. 3 Personen an der Cholera, welche starben.

Ausser den hier angegebenen Fällen, scheinen im Holsteinschen weiter keine Erkrankungen an der Cholera vorgekommen zu sein, wenigstens ist öffentlich nichts darüber bekannt geworden.

Im Königreich Hannover zeigte sich die Cholera am 22. October, an welchem Tage ein von Hamburg nach Krautsand zurückkehrender Schiffer am Bord seines Fahrzeuges daran starb. Später erfolgten am 24. und 25. zwei gleiche Todesfälle auf der Insel Wilhelmsburg und einer auf Altenwerder.

In Lüneburg mit 12,400 Einwohnern wurde die Cholera zwar erst am 28. October declarirt, allein sie soll bereits in der Nacht vom 16. zum 17. desselben Monats vorhanden gewesen sein. Bis zum 31, October waren 18 Individuen daran erkrankt und 8 gestorben. Die Krankheit schien daselbst einen ganz andern Charakter als in andern Städten zu haben. Von den 18 Erkrankten gehörte kaum die Hälfte der untern Klasse an, die meisten waren ordentliche Leute aus dem Mittelstande, ein einziger Trinker war nur darunter. Heftiger Schreck über das Erkranken anderer, Ueberladung des Magens und grosse Angst vor der Cholera hielt man bei den Meisten als Ursache der Erkrankung.

Bis zum 12. November wurden 73 Personen von der Seuche befallen, davon waren 17 genesen, 43 gestorben und 13 noch in der Behandlung. Am darauf folgenden Tage wehte ein heftiger Sturm und in der darauf folgenden Nacht trat das für die damalige Jahreszeit ungewöhnliche Naturereigniss, ein schweres Gewitter ein. Diesem letztern schrieb man das Aufhören der Erkrankungen nach jenem Tage zu, allein nach 8tägigem Stillstande wurden wieder 2 Personen von der Cholera befallen.

Die Seuche zeigte sich auch in den Aemtern Wischhafen, Wilhelmsburg und Harburg, doch war sie auch hier nur unbedeutend. Bis zum 30. October erkrankten überhaupt 5 Personen, von welchen 1 genass und 4 starben. Im Amte Bremervörde hatte sich die Cholera bei einer Person gezeigt. Später kamen in den benannten Aemtern keine neuen Erkrankungen vor.

In Buxtehude erkrankten vom 2. bis 12. November 5 Personen, 2 genasen, 3 starben. In Stade ereignete sich vom 12. bis 15. November ein Erkrankungs- und Todesfall, und ein anderer in Neuland, Amt Harsefeld, eben so war in Jork im Altenlande Mitte November eine Person erkrankt und gestorben.

Im Königreich Hannover wurden in allem 96 Individuen von der Cholera ergriffen, von denen 35 genasen und 61 starben. Vom Anfang December ab, wurde das Land von der Cholera befreit erklärt.

Nachdem wir der Cholera bei ihrer Ausbreitung auf dem Continent bis zum Schlusse des Jahres 1831 gefolgt sind, bleibt uns noch übrig, ihre Verheerungen in England bis zu demselben Zeitabschnitte anzugeben.

Sie brach dort in den letzten Tagen des Octotobers zuerst in Sunderland, einer Stadt in der Grafschaft Durham, mit 43,675 Einwohnern, 50 teutsche Meilen nördlich von London aus. Die Krankheit soll durch Hamburger Schiffe, welchen man erlaubt hatte, ihre Quarantaine zu nahe an der Stadt abzuhalten, eingeschleppt worden sein. Am ersten Tage erkrankten 7 Personen, von denen 5 starben; am 4. Novbr. kam kein neuer Cholerafall vor, am 5. erkrankten 2 und am 6ten 4. Englische Blätter warnten davor, den günstigen Berichten von Sunderland unbedingten Glauben zu schenken, weil jede Hafenstadt aus Besorgniss, dass ihre Verbindungen ganz abgeschnitten werden möchten, das Auftreten der Cholera gewiss so viel als möglich zu verbergen suchen werde. Einen Mangel an polizeilicher Aufsicht daselbst, bewies indessen der Umstand, dass der von der Regierung dahin gesendete Dr. *Daun*, welcher die Cholera in Ostindien beobachtet hatte, sich weder in ein kollegiales Verhältniss mit den in Sunderland einheimischen Aerzten bringen, noch ein genaues Verzeichniss aller vorhandenen Kranken erlangen konnte. Die Einwohner suchten jeden vorkommenden Cholerafall so viel als möglich zu verheimlichen, um der Absperrung zu entgehen, weshalb auch nur die Todesfalle zur Kenntniss der Behörde gelangten.

Dr. *Barry*, welcher von der Regierung ebenfalls nach Sunderland gesendet wurde, erklärte in einer Versammlung der dortigen Aerzte mit deutlichen Worten, dass die daselbst herrschende Krankheit die Cholera sei, wie sie auf dem Continente herrsche, und dass sie unter gewissen Umständen auch ansteckend wäre. Der Magistrat fand es jedoch nicht gerathen, Zwangsmaassregeln gegen die fernere Verbreitung der Krankheit zu ergreifen.

Die Bestürzung in London war sehr gross. In einer daselbst gehaltenen Versammlung von Aerzten in der Westminster-Medical-Society wurde viel über die Contagiosität der Krankheit gestritten. Die Mehrzahl der Versammlung erklarte sich für die letztere. Der berühmte Arzt Sir *Mathew Tierney* widerlegte in den Zeitungen das verbreitete Gerücht, dass er die Cholera fur nicht contagiös erklärt hätte, er habe blos gesagt, sie möge contagiös sein oder nicht, so sei ein Gesundheits-Comité immer nöthig. Ein Gutachten der in St. Petersburg gewesenen Doctoren *Russell* und *Barry* über die Ansteckungsfähigkeit der Cholera ging dahin, dass die Verbreitung zugleich eine persönliche und eine atmosphärische sein könne; letztere namentlich könne auch durch Schiffsräume stattfinden; in keinem Fall sei die Seuche jedoch so ansteckend, wie etwa die Pest oder die Menschenpocken, das Contagium könne vielmehr durch Reinlichkeit und durch eine zweckmässige Diät neutralisirt werden, wie es andererseits auch der Berührung oder unmittelbaren Nähe eines Kranken nicht bedürfe, um von der Ansteckung ergriffen zu werden.

Gestützt auf dieses Gutachten erhoben die Englischen Blätter bittere Klage gegen diejenigen, welche in Sunderland die Zollhaus-Gesetze angeblich verletzt und den Hamburger Schiffen die Annäherung an die Brücke über die Wear gestattet hatten.

Rücksichtlich des Streites uber Contagiosität und Nichtcontagiosität sagte die Times unter andern:

„Es ist klar, dass es jetzt ein politischer Plan ist, die Nichtcontagiosität zu predigen, um die amtlichen Personen wegen des Mangels aller nöthigen Vorsichtsmaassregeln zu entschuldigen. Dies riecht nach dem alten Geiste in Downing-Street und Whitehall, der doch zu traurig ist, als dass er durch irgend Jemand in der jetzigen Verwaltung gebilligt werden sollte. Man mag eine Hypothese aufstellen, welche man will, so hätten solche Vorsichtsmaasregeln, als, Räucherungen, Reinigungen, Verminderung der zu grossen Anhäufung von Bewohnern in einem Raume, angeordnet werden müssen; denn wenn die Krankheit contagiös ist, was bei uns keinem Zweifel unterliegt, so wird die Gefahr der Ansteckung durch möglichste Absonderung vermindert; und wenn sie auch nicht contagiös wäre, und ihren Sitz nur in der Atmosphäre hätte, so würden alle Reinigungs-Vorkehrungen eben so nothwendig gewesen sein. Mit Bezug auf die Hemmung alles Verkehrs zu Lande ist nicht zu leugnen, dass die Gewohnheiten unsers Landes solchen gänzlichen Absperrungen sehr entgegen stehen. Trotz dem aber sollte man wohl überlegen, ob nicht die Regierung zum allgemeinen Besten einen strengen Militair-Cordon gegen Sunderland errichten sollte."

In London wurde am 9. November von den Mitgliedern der Gesundheits-Commission die erste, und am 14. eine öffentliche Versammlung gehalten, in welcher man sich mit den für die Hauptstadt zu treffenden Einrichtungen rücksichtlich der Cholera beschäftigte.

Merkwürdig erschien es, dass sowohl die obersten Medicinalbehörden, als die Aerzte in England nur von Arcanis und Specificis träumten, und von allem dem, was in Russland, Preussen und Oestreich durch denkende Aerzte über die Natur der rationellen Behandlung der Cholera entdeckt und geschrieben worden, nicht die mindeste Kenntniss zu haben schienen.

Die amtlichen Berichte aus Sunderland waren in Bezug auf die vorkommenden Erkrankungen so auffallend klassificirt, dass sie zu sonderbaren Gerüchten Anlass gaben. Sie stellten nämlich drei Klassen von Erkrankungen auf: Diarrhoe, gewöhnliche Cholera und bösartige Cholera. Unter der ersten Abtheilung befanden sich keine Gestorbenen, unter der letztern keine Genesenen, so dass es schien, man habe nach dem Erfolg klassificirt; denn sonst lässt sich nicht füglich absehen, warum von einer gewöhnlichen Diarrhoe befallene Personen in die Listen aufgenommen wurden. Später wurde die Rubrik „Diarrhoe" in den öffentlichen Berichten nicht mehr aufgeführt, sondern blos noch „gewöhnliche" und „bösartige" Cholera, doch fand man auch diesen Unterschied noch als höchst willkührlich, und nach kurzer Zeit verschwand auch die letztere Rubrik aus den Englischen Berichten.

Die Angaben aus Sunderland über den Stand der Cholera wurden von den Englischen Blättern als durchaus unvollständig erklärt, indem die Aerzte fortwährend eine Menge Fälle verheimlichten. Den öffentlichen Angaben nach erkrankten vom 26. Octbr. bis zum 31. Decbr. daselbst 330 Personen; 128 waren genesen, 199 gestorben und 3 noch in der Behandlung.

Von Sunderland aus verbreitete sich die Cholera nördlich nach Newcastle, einer Stadt mit 42,760 Einwohnern, wo am 26. Novbr. ein unzweifelhafter Cholerafall vorkam. Der eigentliche Ausbruch der Krankheit erfolgte aber erst am 7. Decbr. Bis zum 13. desselben Monats erkrankten 32, es genasen 2 und starben 10. Am Schlusse des Jahres betrug die Zahl der Erkrankten 362; genesen waren 146, gestorben 122 und noch Bestand 94.

In Gateshead, einer Stadt von 12,000 Einwohnern, war die Erscheinung der Cholera wohl am schrecklichsten in ganz Europa. Bis zum 24. Decbr. war dort Niemand erkrankt; von 1 Uhr Nachmittags den 25. bis 10 Uhr Morgens den 27., also in 45 Stunden, erkrankten 119. Dr. *Kennedy* behauptet, dass der Ausbruch der Cholera daselbst so heftig gewesen sei, als er ihn je in Indien gesehen. Bis zum 31. Decbr. waren in Gateshead, nach den amtlichen Angaben, erkrankt 231, genesen 90, gestorben 56, und noch in ärztlicher Behandlung 85. Nach andern Nachrichten waren in den ersten 4 Tagen schon 271 erkrankt und 63 gestorben.

Obgleich Gateshead verglichen mit Newcastle eine wahre Höhle des Elends ist, so findet sich dort doch nicht der Grad von Jammer, wie in den Manufakturdistrikten. Was müssten die Folgen sein, wenn sich die Krankheit durch das ganze Reich verbreitete.

Vor dem Schlusse des Jahres wurden noch North- und South-Schild, das Kohlenwerk von Seghild, Walker, Seaham, Haddington, Hartley, Colliery und mehrere andere Orte von der Cholera befallen. Nach dem Tagesrapport des Central-Gesundheits-Büreaus zu London waren bis zum 31. Decbr. in England, seit dem Ausbruche der Cholera, überhaupt 1082 Personen erkrankt und 383 gestorben.

Bibliographie.

Bei dem Verleger dieser Schrift sind erschienen:

Hufeland, C. W., praktische Uebersicht der vorzüglichsten Heilquellen Teutschlands, nach eignen Erfahrungen. Dritte vermehrte Auflage. 1⅛ Rthlr.

Derselbe über die Homöopathie. ¼ Rthlr.

Hertz, Dr., die künstlichen Mineralwasser in ihrem Verhältniss zu den natürlichen. gr. 8. ⅔ Rthlr.

Taliacotii, Gasparis, de curtorum chirurgia per insitionem libri duo. Recognovit et edidit *M. Troschel.* 1 Rthlr. 25 Sgr.

Henkels, J. F., Anleitung zum chirurgischen Verbande, umgearbeitet und mit vielen Zusätzen versehen von Dr. *J. C. Stark.* Von neuem bearbeitet und mit Zusätzen vermehrt von Dr. *J. F. Dieffenbach*, praktischem Arzte in Berlin. Mit 40 Kupfertafeln. 3 Rthlr. 22½ Sgr.

Struve, L. A., Uebersicht der Hautkrankheiten nach ihren Klassen, Gattungen, Arten und Varietäten. Mit deutschem und lateinischem Text. Folio. Mit 4 illumin. Kupfertafeln. 10 Rthlr.

Berends, C. A. G., operum postumorum tomus primus. Edidit et praefatus est *Aug. Guil. a Stosch.* Continet: lectiones de morbis tabificis. 1 Rthlr. 15 Sgr.

Berends, C. A. G., operum postumorum tomus secundus. Edidit et praefatus est *Aug. Guil. a Stosch.* Continet: lectiones in Hippocratis aphorismos 2 Rthlr. 10 Sgr.

Bell, Carl, System der operativen Chirurgie, aus dem Englischen von *Kosmeli*, bevorwortet von *C. F. Grafe.* 2 Theile mit 11 Kupf. 4 Rthlr.

Civiale, Dr., über die Lithotritie oder die Zerstückelung der Harnsteine in der Blase selbst. Aus dem

Französ. übers. von *E. A. Gräfe.* Mit 5 Steindrucktafeln. $1\frac{1}{3}$ Rthlr.

Göden, Dr. *A. H.*, von dem Wesen und der Heilmethode des Scharlachfiebers. $1\frac{1}{4}$ Rthlr.

Derselbe, von dem Delirium tremens. $\frac{3}{4}$ Rthlr.

Derselbe Thomas Sydenham. Ueber seine Bedeutung in der heilenden Kunst. $\frac{1}{3}$ Rthlr.

Gräfe, C. F., Repertorium augenärztlicher Heilformeln. Mit 2 Kupfern. $1\frac{7}{12}$ Rthlr.

Derselbe, Rhinoplastik oder die Kunst den Verlust der Nase organisch zu ersetzen. Mit 6 Kupfern. 6 Rthlr.

Derselbe, die epidemisch-contagiöse Augenblennorrhöe Aegyptens in den europäischen Befreiungsheeren, ihre Entstehung, Erkenntniss, Vorbeugung und Heilart, während der Feldzüge 1813, 1814 und 1815 beobachtet. Mit 5 Kupfern. $6\frac{2}{3}$ Rthlr.

Leo, J., Instrumentarium chirurgicum, oder vollständige Sammlung bildlicher Darstellungen in XXX Tafeln, und Beschreibung der gebräuchlichsten chirurgischen und geburtshülflichen Instrumente. Mit einem Vorworte von *J. N. Rust.* Herabgesetzter Preis 8 Rthlr.

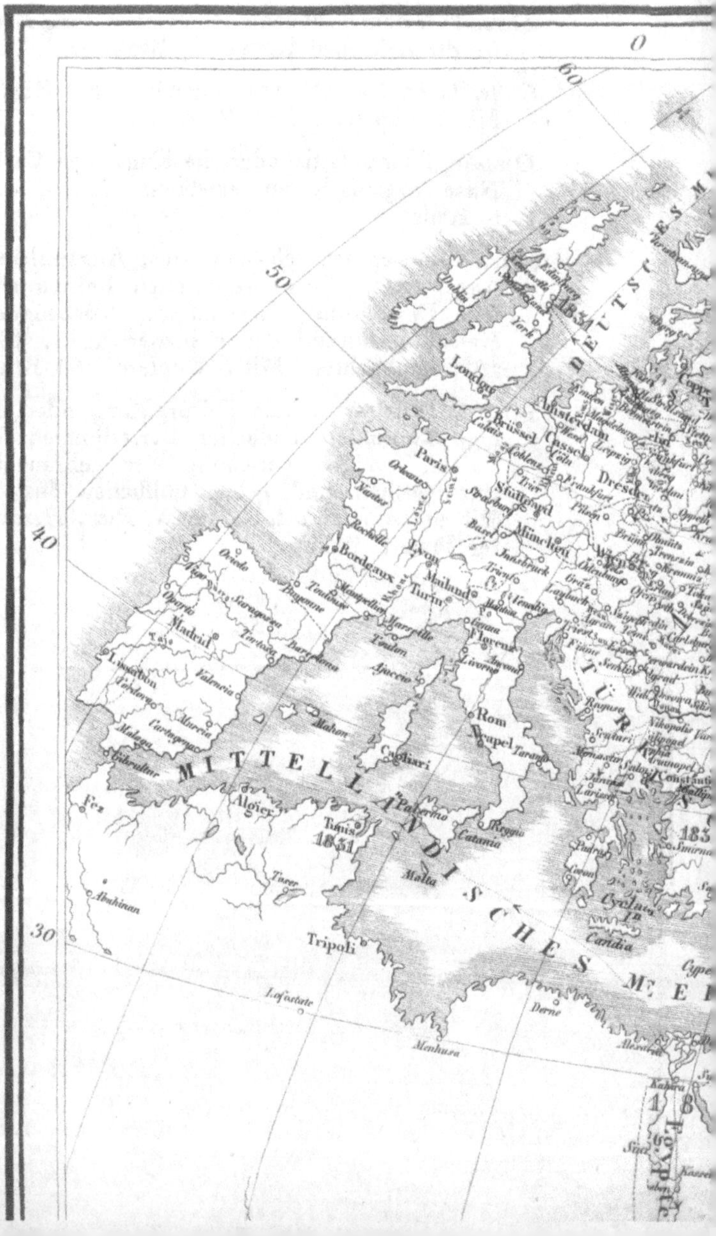

London
Dublin
York
Paris
Brüssel
Amsterdam
Cassel
Dresden
Stuttgart
München
Wien
Lyon
Bordeaux
Mailand
Turin
Madrid
Lissabon
Florenz
Livorno
Rom
Neapel
Cagliari
Palermo
Catania
Malta
Algier
Tunis
Tripoli
Fez
Candia
MITTELLÄNDISCHES MEER

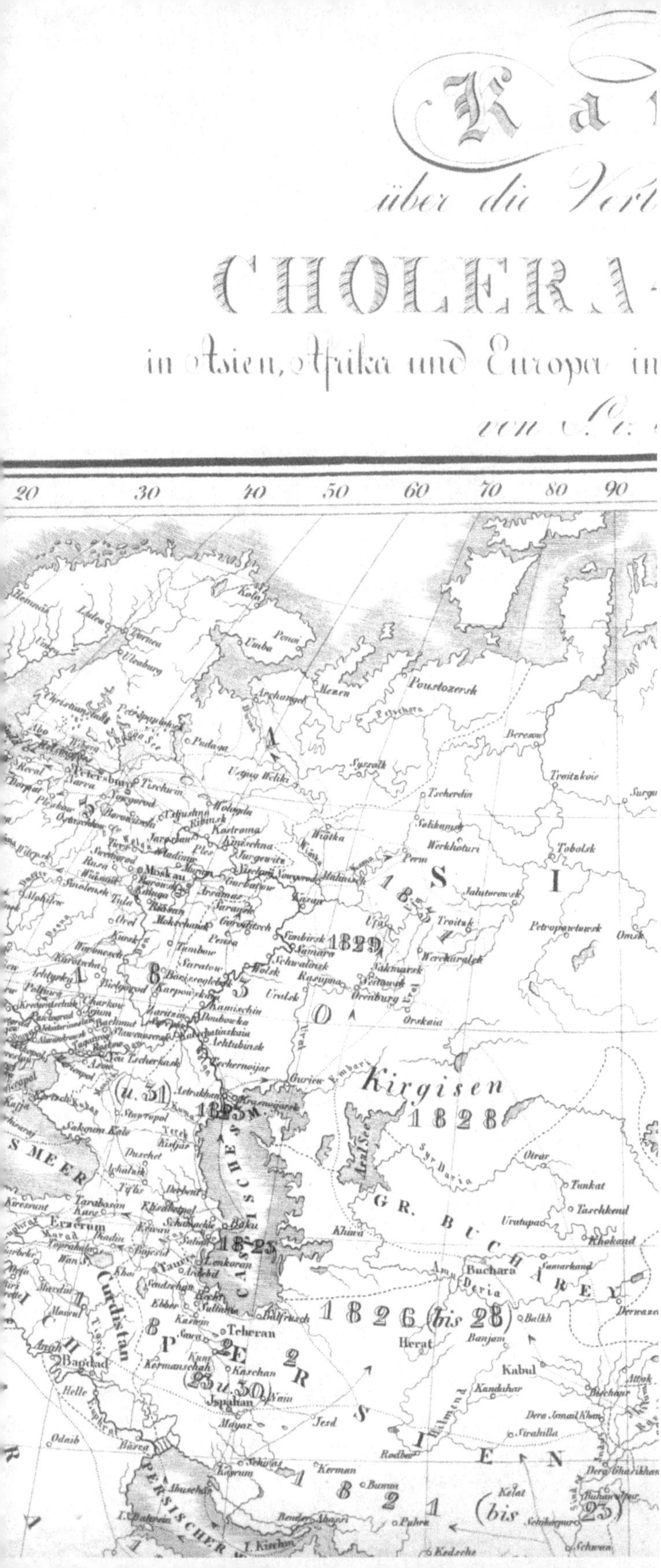

Ka
über die Vert
CHOLERA
in Asien, Afrika und Europa in
von
20 30 40 50 60 70 80 90
Kola
Archangel
Mezen
Poustozersk
Beresow
Petersburg
Novgorod
Tobolsk
Perm
Wiatka
Moskau
Kasan
Simbirsk
Samara
Saratow
Orenburg
Petropawlowsk
Omsk
1829
Astrakhan
Kirgisen
1828
Aral See
GR. BUCHAREY
Otrar
Taschkend
Khokand
Buchara
Samarkand
Balkh
Baku
1823
Erzerum
Curdistan
Teheran
Kaschan
Ispahan
1826 (bis 28)
Herat
Kabul
Kandahar
Bagdad
Jesd
Kerman
Schiras
PERSISCHER
1821 (bis 23)

...rte

...breitung der

...-MORBUS

... den Jahren 1817 bis 1831.

...Ru.

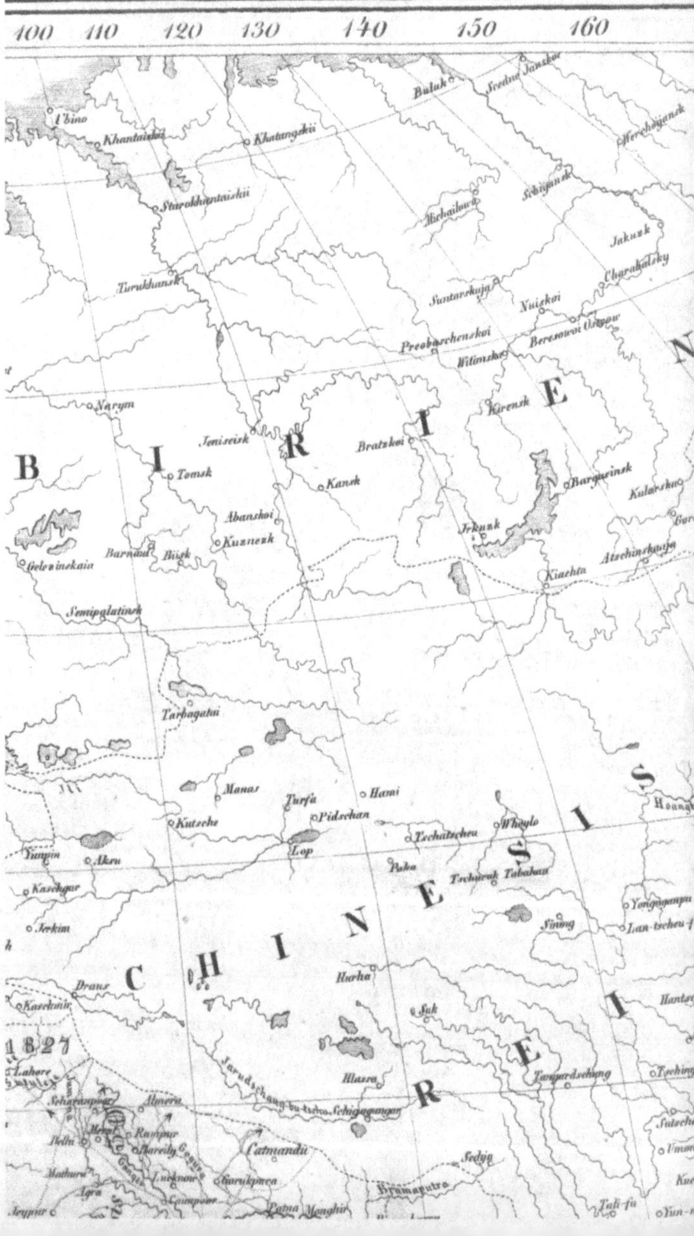

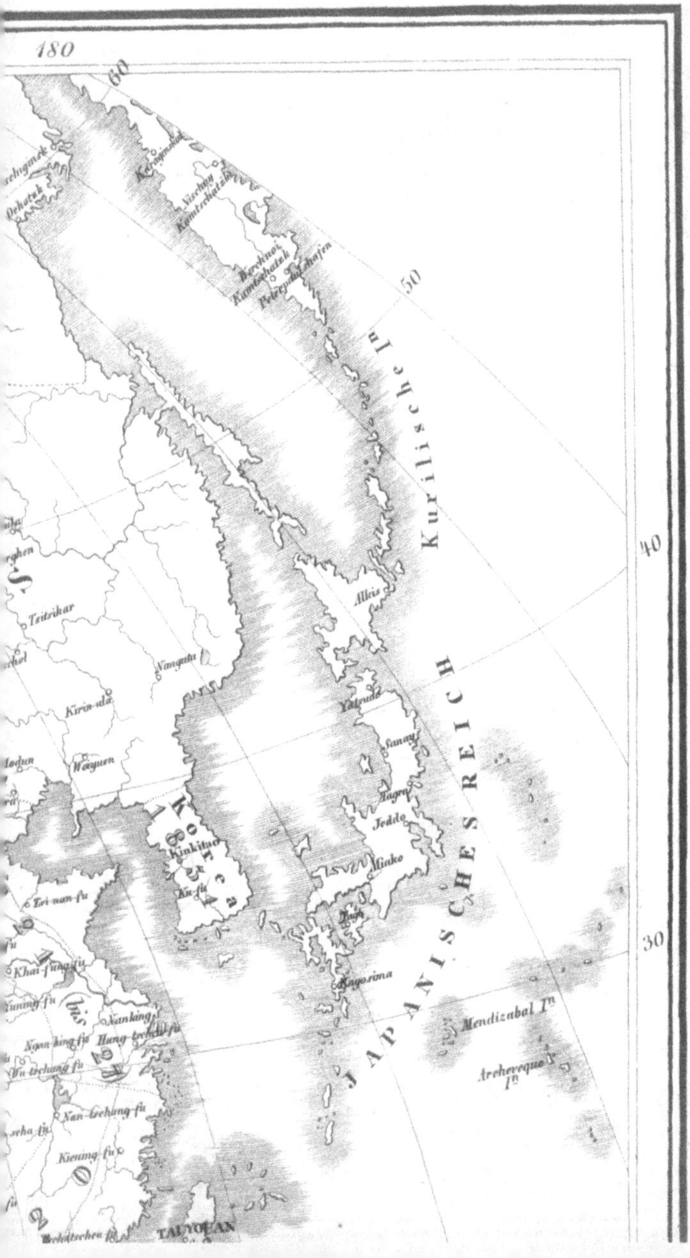

180
60
50
40
30
Kurilische In
JAPANISCHES REICH
Korea
Tsitsikar
Ninguta
Kirin-ula
Jeddo
Miako
Kagosima
Mendizabal In
Archeveque In
Nanking
Nan-tschang-fu
Wu-tschang-fu
Khai-fung-fu

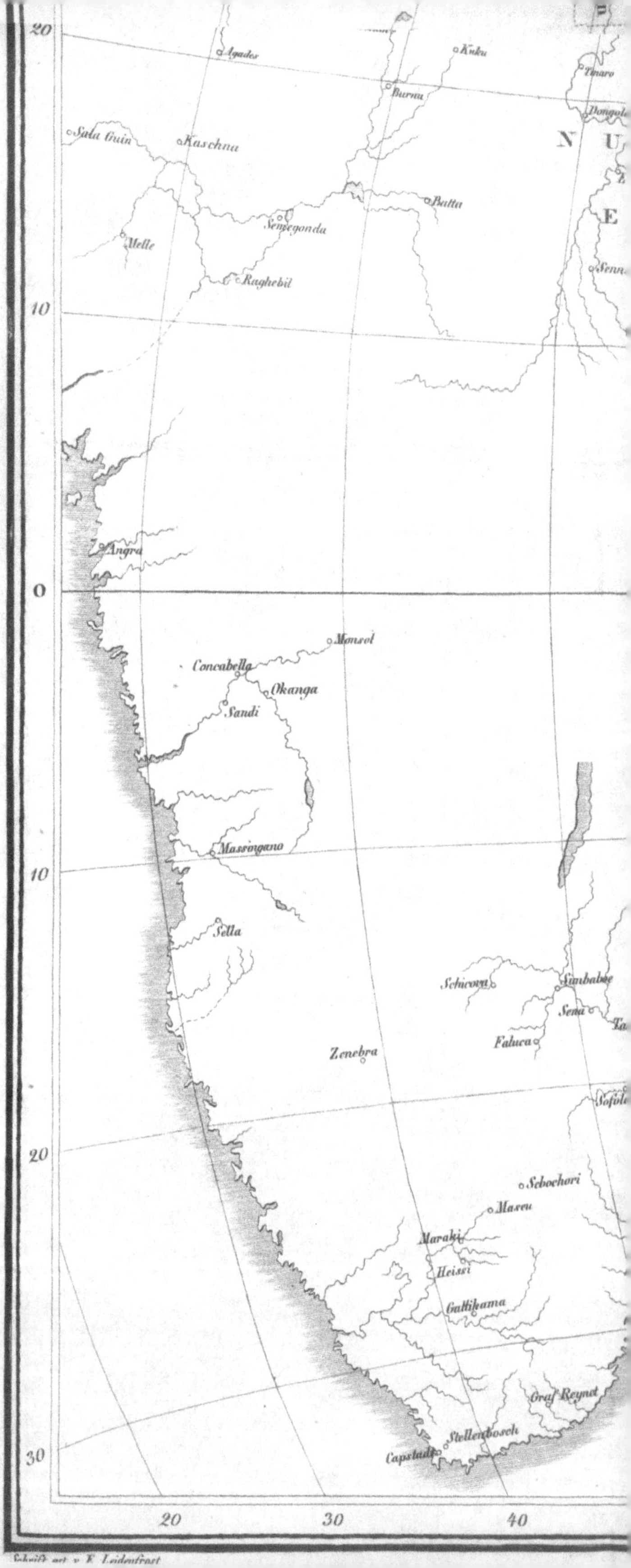

Schrift gest. v. F. Leidenfrost

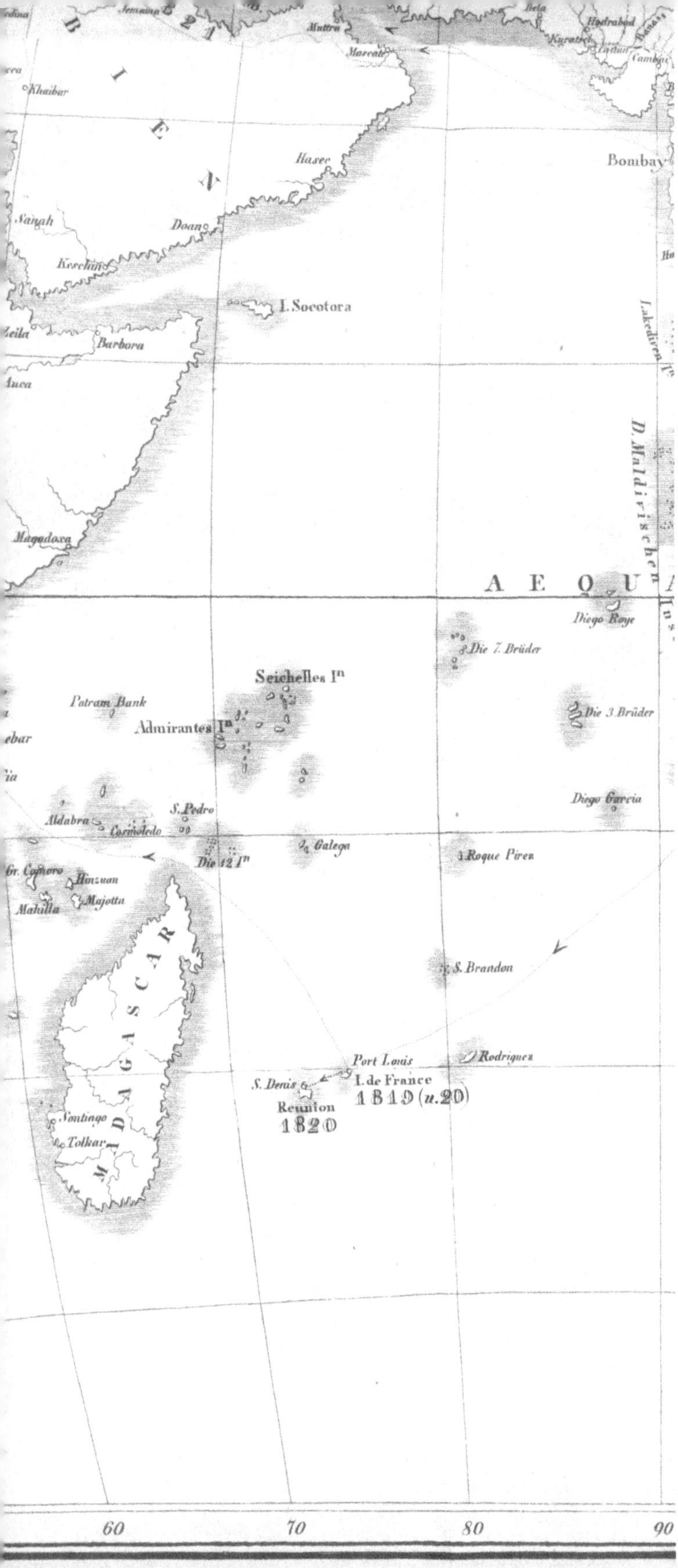

Khaibar
Muttra
Marcate
Bela
Hydrabad
Kuratchi
Cambai
Bombay
Hasec
Sanah
Doan
Keschin
I. Socotora
Barbora
Magadoxa
Lakediven Iⁿ
D. Maldivischen
A E Q U
Diego Raye
Die 7. Brüder
Seichelles Iⁿ
Patram Bank
Admirantes Iⁿ
Die 3. Brüder
Diego Garcia
S. Pedro
Aldabra
Cosmoledo
Galega
Die 12 Iⁿ
Roque Pirez
Gr. Comoro
Hinzuan
Mahilla
Majotta
M A D A G A S C A R
S. Brandon
Port Louis
Rodriguez
S. Denis
I. de France
1819 (u.20)
Reunion
1820
Santingo
Tolkar
60
70
80
90

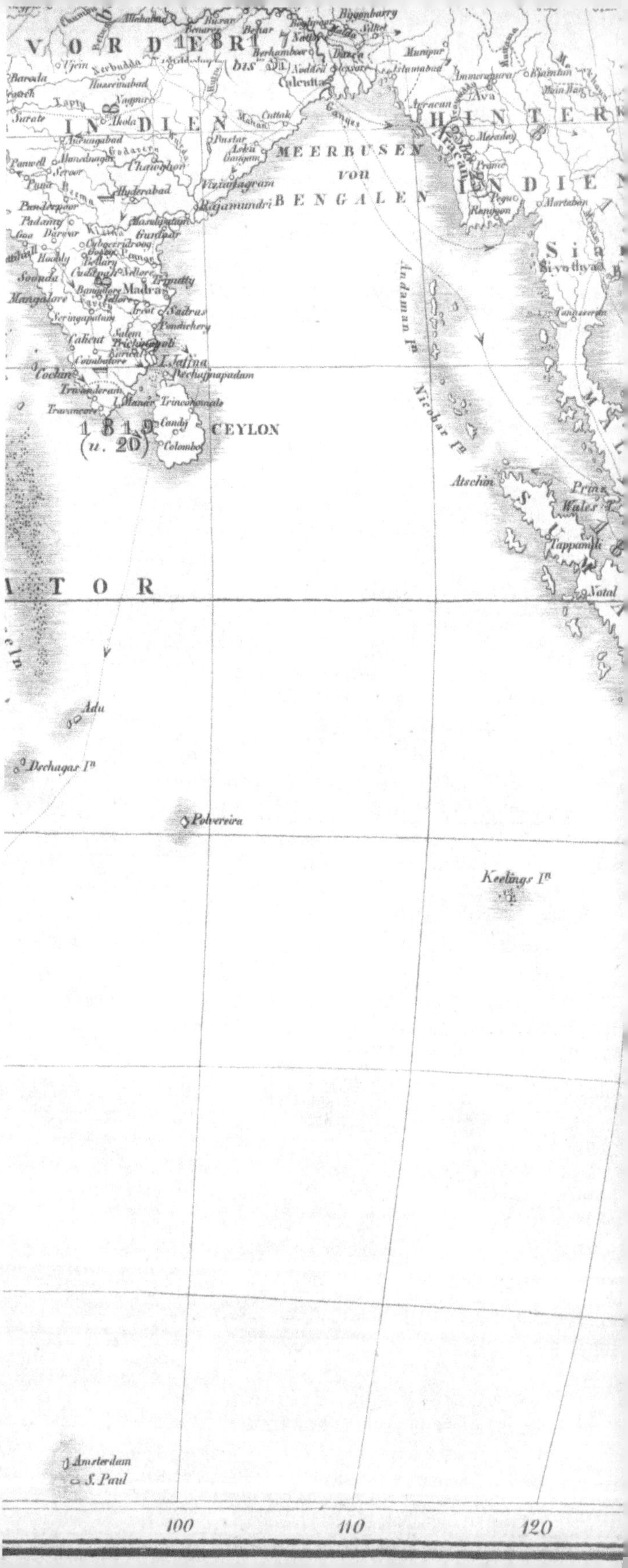
VORDER
INDIEN
HINTER
INDIEN
MEERBUSEN
von
BENGALEN
Allahabad
Benares
Behar
Berhampoor
Calcutta
Dacca
Ujein
Nerbudda
Baroda
Husseinabad
Nagpur
Surate
Akola
Aurungabad
Godavery
Chawghor
Panwell
Ahmednagar
Seroor
Puna
Hyderabad
Cuttak
Bustar
Ganjam
Vizianagram
Rajamundri
Amerapura
Ava
Aracan
Pegu
Rangoon
Martaban
Siam
Pundepoor
Padang
Goa
Darwar
Masulipatam
Gundoor
Bellary
Cudapah
Nellore
Soonda
Mangalore
Madras
Seringapatam
Arcot
Sadras
Pondichery
Calicut
Salem
Trichinopoli
Coimbatore
Cochin
Trivanderam
Travancore
Manar
Trincomale
Candy
Colombo
CEYLON
1819
(u. 20)
Andaman Iⁿ
Nicobar Iⁿ
Atschin
Prinz Wales I.
Tappanuli
Natal
TOR
Adu
Dschagas Iⁿ
Polvereira
Keelings Iⁿ
Amsterdam
S. Paul
100
110
120

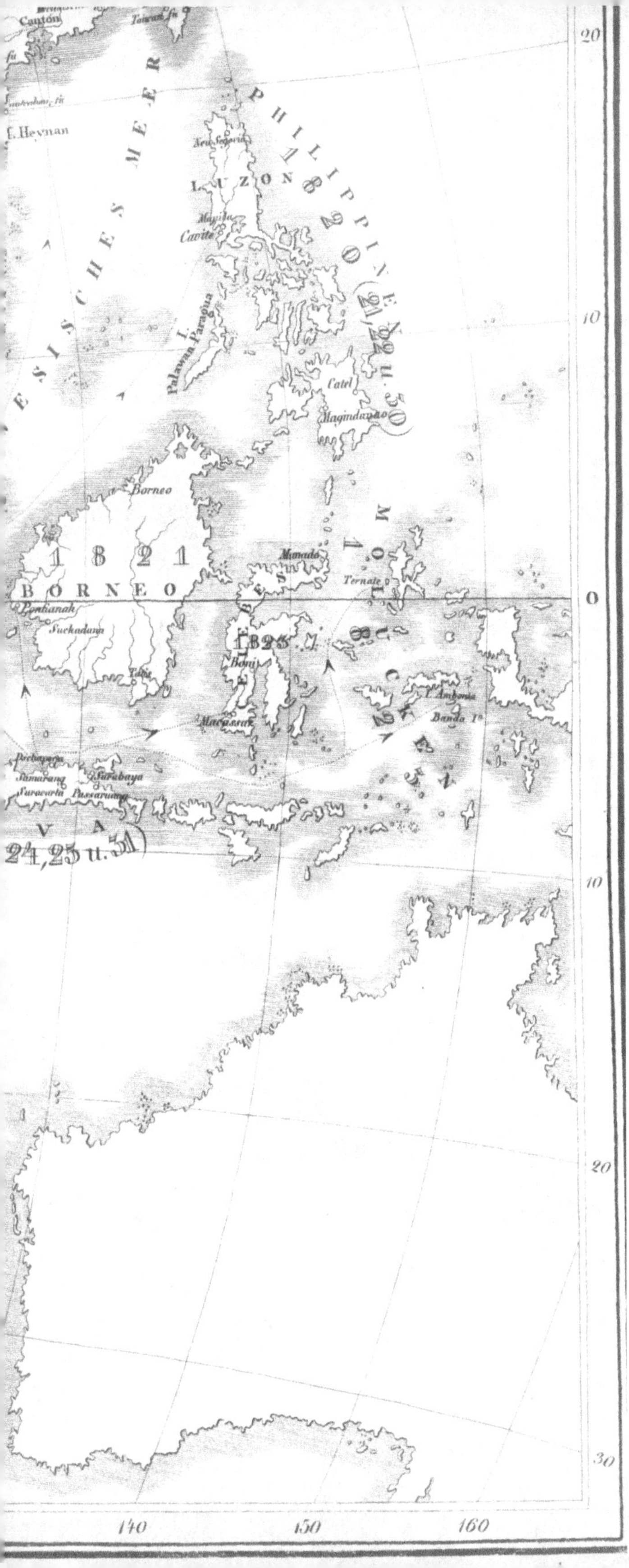

Canton
I. Heynan
PHILIPPINEN
LUZON
Manila
Cavite
Palawan Paragua
Catel
Magindanao
Borneo
1821
BORNEO
Pontianak
Suckadana
Manado
Ternate
Boni
Macassar
Amboina
Banda
Samarang
Surabaya
Suracarta
Passaruang
24,25 u. 51
20
10
0
10
20
30
140
150
160

MIX
Papier | Fördert
gute Waldnutzung
FSC® C083411

Zeitfracht Medien GmbH
Ferdinand-Jühlke-Straße 7
99095 Erfurt, Deutschland
produktsicherheit@kolibri360.de